Anita Hessmann-Kosaris

Un régime alimentaire pour chaque groupe sanguin

Traduit de l'allemand par Claude Dhorbais

Guy Trédaniel Éditeur
65, rue Claude-Bernard
75005 PARIS

Sommaire

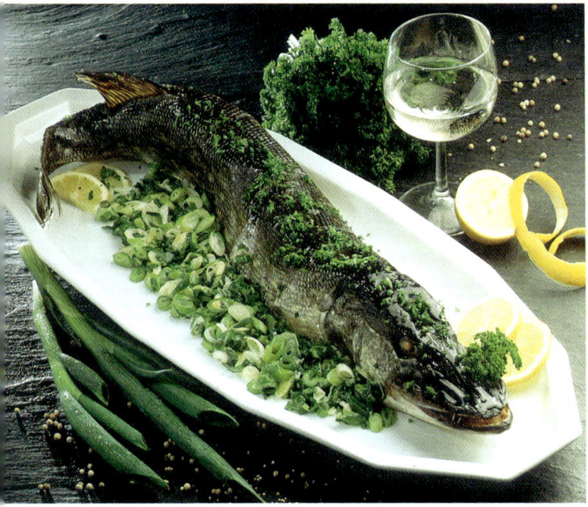

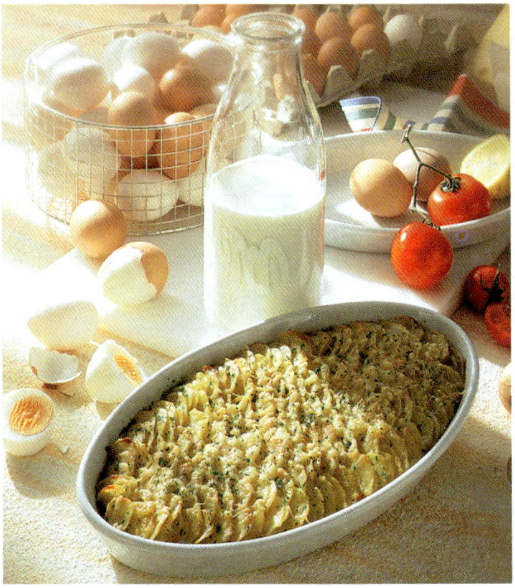

S o m m a i r e

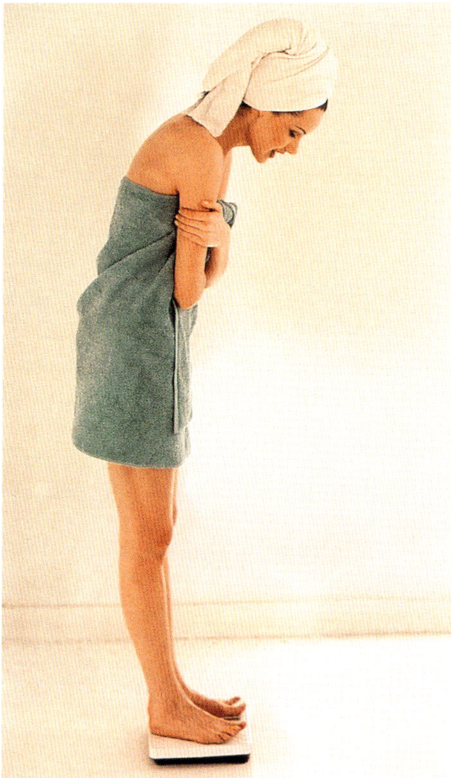

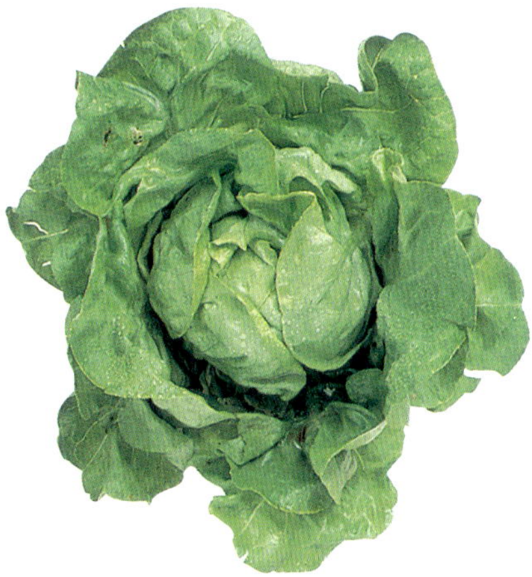

Introduction

Juste un mot pour commencer

Qu'est-ce que le groupe sanguin a à voir avec l'alimentation ? Ou encore avec le fait que je puis me débarrasser une fois pour toutes de mes kilos superflus ? Comment mon type sanguin peut-il jouer un rôle ? Telles sont les questions que posent la plupart des candidats à la perte de poids qui entendent dire pour la première fois qu'un rapport doit exister entre le groupe sanguin et les inesthétiques bourrelets de graisse.

Qui peut leur en vouloir s'ils hochent la tête avec scepticisme ? Car enfin, ils ont déjà tellement essayé de cures d'amaigrissement ! Ils maîtrisent si bien le décompte des calories ! Et ils ont appris à élaborer les plans alimentaires les plus compliqués – pour constater une fois de plus, après un ultime « super-régime éclair », que les succès se dissolvent encore une fois dans la graisse. L'idée que, dans tout cela, le type de sang personnel peut jouer un rôle parce que – en deux mots – il est responsable de la façon, bonne ou mauvaise, dont le corps digère et assimile les aliments, cette idée, donc, leur paraît complètement absurde.

Les diététiciens voient la chose tout différemment. On sait depuis longtemps en médecine que certaines maladies, chez l'homme, apparaissent bien plus fréquemment dans tel ou tel groupe sanguin. La découverte révolutionnaire selon laquelle l'alimentation aussi est en interaction avec le groupe sanguin a été faite récemment par des médecins américains. Les personnes du groupe O – qui, du point de vue phylogénétique, descendent des chasseurs et des cueilleurs – ont besoin de viande pour se sentir bien. La personne du groupe A est de complexion plutôt végétarienne. Celle du groupe B supporte excellemment les œufs et les produits laitiers. Et celle dont le sang appartient au groupe AB peut consommer beaucoup de choses dans l'éventail de l'offre alimentaire, mais doit aussi s'abstenir de beaucoup d'autres...

Comment est-on parvenu à cette constatation sensationnelle – et surtout quelles conséquences concrètes cela peut avoir non seulement sur la régulation du poids mais aussi sur notre alimentation quotidienne –, voilà ce que vous apprendrez à la lecture de ce livre.

Nous vous présentons la version étonnamment simple et tout à fait nouvelle d'une « alimentation différenciée » dans laquelle, en gros comme en détail, la nourriture est adaptée à votre individualité propre. Il ne s'agit donc pas de ces régimes passe-partout occultant complètement le fait qu'une même formule alimentaire ne peut être la meilleure pour tout le monde. Nous sommes beaucoup trop « uniques » pour cela. Tout comme nous nous différencions par notre taille et la couleur de nos cheveux, notre âge et notre sexe, notre origine et notre nationalité, nous nous distinguons aussi par la manière dont notre corps élabore la nourriture. Et par la facilité avec laquelle il prend du poids ou perd des kilos superflus. Il s'ensuit que, pour rester en bonne santé et performant, nous avons besoin d'une alimentation qui tienne également compte de notre « individualité biochimique ».

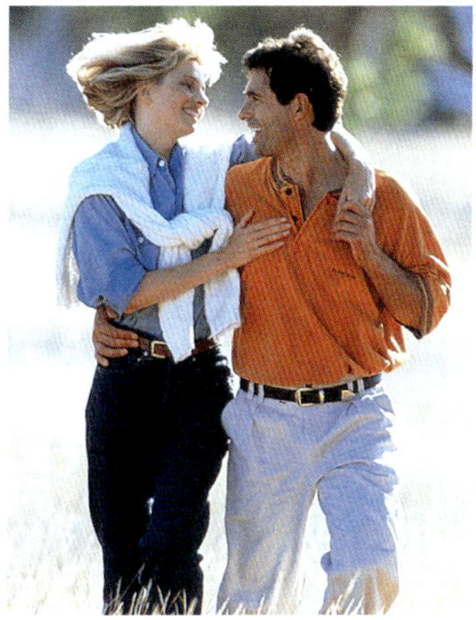

La chose est plus simple qu'il n'y paraît de prime abord. Car, contrairement à l'alimentation différenciée classique, mise au point à la fin du XIXe siècle par le Dr Howard Hay, médecin américain, les aliments ne sont pas classés ici selon leurs effets acidifiants ou alcalinisants. Il vous suffit de choisir uniquement, dans l'éventail des aliments, ceux que les scientifiques ont identifiés comme avantageux pour les personnes de votre type sanguin.

L'avantage du régime proposé ici est que, en dépit de son étonnante simplicité, il n'est nullement monotone. Il contient tous les nutriments vitaux dont nous avons tant besoin pour notre prospérité physique et mentale.

Avec le régime adapté au groupe sanguin, votre poids se rééquilibre aussitôt. Et ceux d'entre nous qui sont allergiques profitent aussi de la composition biochimique correcte de l'alimentation, car celle-ci empêche les réactions exagérées du système immunitaire. Surtout, elle soulage vos organes digestifs et prévient les maladies du métabolisme.

Vous ferez connaissance dans ce livre avec les groupes d'aliments les plus importants qui sont à prendre en considération pour les quatre groupes sanguins : O, A, B et AB. Et nous vous communiquerons nombre de tuyaux, suggestions et indications concernant, par exemple, la meilleure façon de varier vos mets pour que des convives d'autres groupes sanguins puissent aussi les apprécier et bien les digérer. Vous serez étonné de la facilité avec laquelle on peut accéder à ce programme alimentaire sensationnel. Il suffit parfois d'une petite correction de nos chères habitudes alimentaires pour atteindre enfin, de façon durable, le poids idéal, la santé et la vitalité, grâce au régime adapté au groupe sanguin.

Nous vous souhaitons un franc succès – et un bon appétit !

Chapitre I

Ce qu'est le régime fondé sur le groupe sanguin

Finissons-en avec les régimes passe-partout

Maigrissez de façon plus saine avec moins de graisse ; consommez davantage d'hydrates de carbone, cela donne la forme et la bonne humeur ; les protéines relancent la consommation d'énergie ; trop de protéines surchargent les reins ; de nombreux petits repas valent mieux que trois grands ; ne grignotez pas sans arrêt, afin que votre estomac puisse se reposer ; les végétariens vivent plus longtemps ; seul celui qui mange de la viande reçoit suffisamment de vitamine B_{12} ; svelte, performant et en bonne santé avec des fruits et des légumes frais ; trop de nourriture crue nuit au métabolisme...

Est-ce que vous vous y retrouvez encore ? Il existe tant d'idéologies alimentaires, confuses et de surcroît contradictoires, dont les partisans sont convaincus dur comme fer que leurs choix alimentaires peuvent servir de modèle à l'humanité tout entière ! Aux gros comme aux maigres, aux jeunes comme aux vieux, aux bien portants comme aux malades : tous ces gens sont mis dans le même sac par les gourous de la diététique. Avec pour conséquence que, à plus ou moins brève échéance, beaucoup de gens perdent l'envie de manger, et que plus d'un mange tristement son yaourt en louchant avec envie sur un steak juteux ou un coquelet croustillant. Ou bien c'est la mauvaise conscience qui arrive quand on regimbe, quand on s'écarte de règles alimentaires apparemment plausibles. Sans parler du jour où l'estomac se rebelle parce qu'il est las d'être constamment bourré d'une nourriture qui ne lui convient pas.

Ce que nous cherchons, c'est un programme alimentaire individuel

Mais comment pouvons-nous gagner le combat contre les kilos tout en restant en bonne santé et performant ? Cela ne fonctionne qu'avec une nourriture

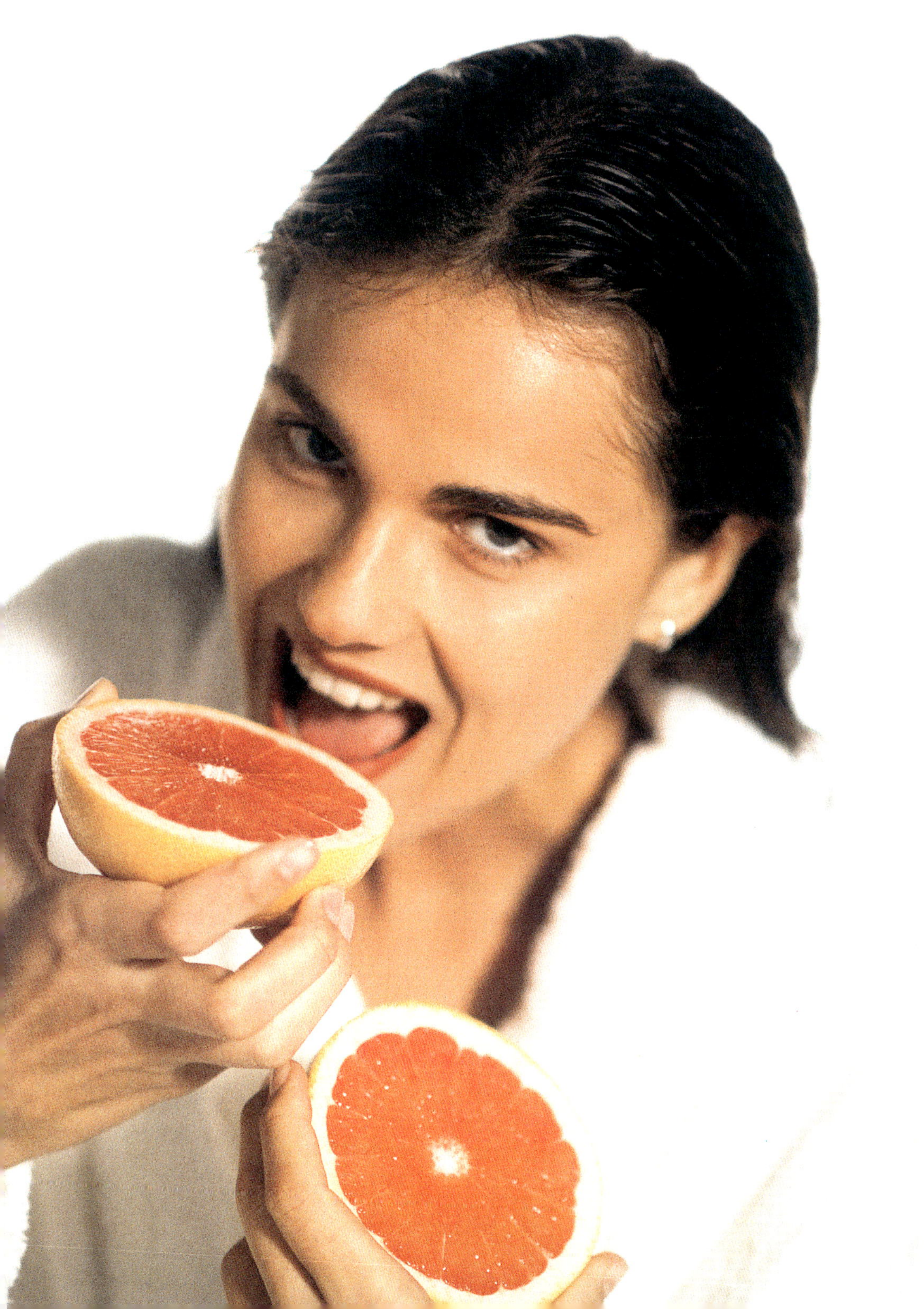

Les cures d'amincissement ont toutes, en gros, le même inconvénient : elles ne prennent pas en compte les besoins alimentaires individuels.

que nous savourons et que nous digérons bien parce qu'elle est totalement adaptée à nos besoins personnels ; et surtout parce qu'elle tient compte de nos particularités biochimiques individuelles, c'est-à-dire de la manière dont notre corps digère et assimile la nourriture. Avec les conceptions diététiques habituelles – qu'il s'agisse d'un régime riche en hydrates de carbone fondé sur les céréales, d'une monodiète riche en protéines ou d'un programme plus sophistiqué –, on occulte complètement le fait que chacun d'entre nous est unique. Ainsi, de même qu'aucune empreinte digitale (ou une empreinte des orteils) ne ressemble à une autre, tout comme notre structure d'ADN, dans nos cellules, n'est identique à aucune autre, nos besoins alimentaires individuels ne coïncident avec ceux de quiconque. Et l'on sait qu'ils dépendent de différents facteurs ; notamment de notre patrimoine génétique, par exemple lorsqu'il s'agit de déterminer en quelles quantités l'organisme a besoin de certaines substances pour fonctionner sans heurts. Un simple exemple suffit à montrer que nous ne sommes pas tous logés à la même enseigne en matière alimentaire : plus des deux tiers de tous les êtres humains n'ont pas été dotés par la nature de l'enzyme qui aide les sucs digestifs à décomposer chimiquement le lactose. « Le lait ragaillardit », dit la publicité ; mais pour ces gens, du fait de leur situation métabolique, il ne peut s'agir que d'un rêve.

Que nous ne puissions nous nourrir d'une seule et unique manière – par exemple que nous obtenions des résultats radicalement différents de ceux de nos congénères quand nous voulons maigrir – n'a rien d'étonnant quand on considère la chimie absolument originale de notre corps. Cela explique aussi pourquoi nombre de prétendues cures miracles sont vouées a priori à l'échec.

Le régime alimentaire fondé sur le groupe sanguin n'est pas un régime réducteur qui fait faire pauvre chère.

Les médecins savent depuis longtemps que tous les patients ne réagissent pas également bien à une nourriture réputée saine. Cela a conduit notamment à ce que des médecins bien informés, aujourd'hui, ne prescrivent plus à tout patient souffrant de maux d'estomac le même régime insipide. Bref : quand on agit suivant le principe « ce qui est bon pour moi doit aussi être bon pour toi », la réussite d'un programme alimentaire n'est plus qu'une question de hasard.

Le groupe sanguin : la clé du poids idéal ?

Des gens différents ont besoin d'une nourriture différente. Ce qui manquait jusqu'à maintenant pour traduire cette vérité en stratégies de vie raisonnables, c'était un code susceptible de nous aider à déchiffrer les besoins alimentaires individuels de notre organisme.

La situation a radicalement changé depuis la découverte sensationnelle qu'il existe un rapport entre l'appartenance à un groupe sanguin et l'alimentation. « Le groupe sanguin est la clé – comme l'exprime le médecin américain bien connu Peter D'Adamo, naturopathe – qui ouvre la porte au monde mystérieux de la santé, de la maladie, de la longévité, de la vitalité physique et de la force émotionnelle ».

Comment le groupe sanguin peut-il donc avoir quelque chose en commun avec notre alimentation et notre mode de vie ? objecterez-vous peut-être avec scepticisme, parvenu en ce point de votre lecture. Le groupe sanguin, ce facteur dépourvu de vie, comme clé de notre poids idéal, de notre santé et de notre bien-être, cela n'est-il pas un peu tiré pas les cheveux ?

Le régime fondé sur le groupe sanguin n'est pas une monodiète stupide qui nous priverait de précieux nutriments.

Cela ne semble tel qu'au premier abord. Si l'on suit l'argumentation scientifique du Dr D'Amado, on peut comprendre l'importance de ce facteur remarquable pour notre vie tout entière.

Deux médecins sur la bonne piste

« Chaque groupe sanguin contient le message génétique du mode alimentaire et comportemental de nos ancêtres, dit le Dr D'Adamo ; nombre de leurs attributs continuent de nous influencer jusqu'aujourd'hui. »

Afin de découvrir la raison pour laquelle notre système immunitaire et notre système digestif ont manifestement encore une prédilection pour les aliments dont se nourrissaient nos lointains ancêtres de même type sanguin, point n'est besoin de nous livrer à de pénibles recherches généalogiques. La phylogénétique humaine permet de déduire comment sont apparues les phases décisives de l'évolution des différents groupes sanguins qui présentent toujours leurs caractéristiques d'origine.

Il est particulièrement frappant que les différents groupes sanguins se distinguent le plus sous le rapport de la digestion et des forces de défense de l'organisme.

Cette découverte remonte notamment aux travaux du père du Dr D'Adamo. James D'Adamo avait constaté dès les années 50 qu'un régime purement végétarien, pauvre en graisses, ne soulageait pas les maux de maints patients, mais que leur état général empirait. Ce médecin était convaincu que la solution de l'énigme résidait dans le sang, car c'est lui qui approvisionne l'organisme en nourriture. Il commença à chercher un schéma permettant de déterminer le besoin alimentaire individuel. Pendant des années, ce médecin de formation naturopathique enregistra la manière, bonne ou mauvaise, dont ses patients, suivant leur appartenance à tel ou tel groupe sanguin, supportaient les diverses denrées alimentaires. Il apparut peu à peu que, pour les personnes du groupe A, une nourriture riche en protéines, comportant beaucoup de viande, n'était pas idéale. Les protéines végétales, en revanche, telles qu'on en trouve abondamment dans le soja et le tofu, étaient très bien tolérées par elles. La consommation de produits laitiers stimulait chez elles une production accrue de mucus dans les sinus et les voies respiratoires. Elles étaient rapidement épuisées après les activités physiques ; après des exercices plus doux en revanche, ceux du yoga par exemple, elles se sentaient fraîches et chargées d'énergie. Les patients du groupe O se révélèrent de véritables carnivores. Les protéines animales semblaient être exactement ce qu'il leur fallait. Ils se sentaient fortifiés quand ils s'entraînaient physiquement avec intensité, comme par exemple dans le jogging.

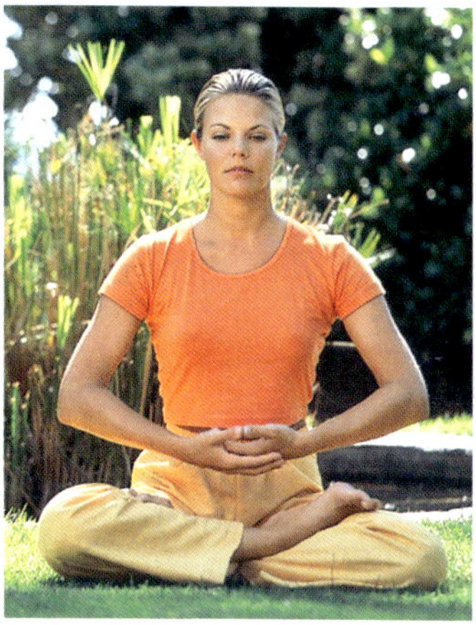

Le yoga détend, apporte énergie et bien-être.

En 1980, James D'Adamo publia ses résultats, avec des conseils pour une alimentation adéquate, dans un livre intitulé *One Man's Food* (« A chacun sa nourriture »). Sa théorie des groupes sanguins, qui reposait essentiellement sur des observations subjectives, fut mise au banc d'essai scientifique, deux ans plus tard, par son fils Peter.

La découverte d'un pionnier et ses conséquences

Peter D'Adamo, né en 1956, était encore interne lorsqu'il se mit à fouiner dans la littérature médicale à la recherche des rapports pouvant exister entre certains tableaux cliniques et l'appartenance à un groupe sanguin. Il qualifie lui-même ce qu'il trouva de « découverte d'avant-garde ». Il découvrit en effet que les gens du groupe O ont plus fréquemment tendance à souffrir des affections gastriques que les médecins désignent sous l'appellation d'*ulcères peptiques*. Il s'agit là d'ulcères de l'estomac consécutifs à l'action des sucs digestifs. (D'après des découvertes récentes en microbiologie et en biologie moléculaire, on sait que le germe *Helicobacter pylori* s'installe dans la muqueuse stomacale plus fréquemment chez les gens de groupe O que chez les autres. Ce germe, connu seulement depuis le début des années 80, est rendu responsable de l'inflammation de la muqueuse stomacale et du cancer de l'estomac.) Chez les personnes du groupe A, en revanche, D'Adamo identifia un type de cancer de l'estomac qui va de pair avec une production réduite de suc gastrique. Les gens du groupe A semblent aussi plus fréquemment atteints d'anémie pernicieuse. Ce trouble de la nutrition, dans la muqueuse gastrique, empêche notamment l'absorption de la vitamine B_{12}, sans laquelle les globules rouges ne peuvent parvenir à maturité. Cette étonnante découverte confirmait à maints égards ce

Le régime fondé sur le groupe sanguin n'est pas un super-régime de protéines qui, à la longue, vous ferait passer le plaisir de manger.

que le père de Peter D'Adamo avait déjà trouvé, à savoir que, en effet, les patients du groupe O tolèrent bien les aliments pour la digestion desquels le corps produit une quantité abondante d'acide gastrique. Là-dessus, le Dr D'Adamo junior commença à s'occuper intensément des relations entre le mode de vie, le régime alimentaire, la santé et la maladie sous l'angle de l'appartenance aux groupes sanguins.

Une nouvelle formule alimentaire – testée avec succès aux Etats-Unis

Aujourd'hui, le Dr Peter D'Adamo est l'un des naturopathes les plus connus des Etats-Unis. Lui et ses confrères ont étudié chez des milliers de patients la manière, bonne ou mauvaise, dont ils tolèrent des aliments déterminés – et cela en liaison avec leur groupe sanguin. Ce qui en est ressorti peut être ainsi résumé :

- Pour les gens du groupe O, la viande est manifestement un aliment conseillé. Ils devraient tirer leur énergie autant que possible des protéines animales et éviter le blé, car ils supportent mal le gluten qu'il contient (et qui est constitué par des protéines insolubles).
- Les gens du groupe A devraient préférer les protéines végétales à la viande comme source d'énergie et éviter les produits laitiers, car ceux-ci provoquent chez eux une abondante sécrétion de mucus.
- Les gens du groupe B sont des omnivores équilibrés, à qui la viande convient tout aussi bien que les produits laitiers, les légumes et les céréales.
- Les gens du groupe AB ont un tube digestif délicat et devraient donner la préférence à un mélange alimentaire équilibré.

Aucun souci : avec le régime adapté au groupe sanguin, vous pourrez tenir bon sans difficulté.

Sur la base de longues années de recherches et d'expériences pratiques, les médecins ont mis au point un programme alimentaire exactement adapté aux particularités individuelles génétiques, immunologiques et biochimiques des groupes sanguins O, A, B et AB.

Pour vous nourrir de façon saine, variée et savoureuse, vous n'avez rien d'autre à faire que de garder en vue les caractéristiques et les propriétés de votre groupe sanguin. Considérez le groupe sanguin comme une boussole qui vous indique la bonne direction à suivre.

Si vous vous nourrissez avec conséquence dans le quotidien selon le régime fondé sur le groupe sanguin, vous constaterez bientôt que, globalement, vous vous sentirez mieux, que vous êtes en forme et plus performant – et que votre poids se normalise lentement, mais sûrement.

Comment sont nés nos groupes sanguins : du chasseur des origines à l'omnivore

Si l'on regarde de plus près comment les groupes sanguins se sont développés au cours de l'histoire humaine, on est frappé par le fait que c'est au niveau de la digestion et des défenses immunitaires que les différents types sanguins se distinguent le plus fortement. Et cela pour une raison bien simple : depuis la nuit des temps l'homme a dû s'adapter pour survivre à des conditions d'existence changeantes. Il a dû combattre la glace et le gel, supporter des variations climatiques draconiennes, repousser les attaques des bêtes sauvages, vaincre des maladies, se rapprocher d'autres hommes et, enfin, reconvertir fondamentalement son alimentation. Cela a eu pour effet, au fil de l'histoire, que les caractéristiques physiques, psychiques et sociales de l'homme se sont radicalement modifiées. Le système immunitaire et le système digestif, surtout, ont dû se régler sur de nouvelles conditions pour être à la hauteur du combat quotidien à la vie et à la mort.

Groupe O – les carnivores

C'est le groupe sanguin le plus ancien. Il s'est développé vers 40 000 av. J.-C. C'était l'époque de l'homme de Cro-Magnon (nommé d'après la localité de Dordogne, dans le sud de la France, où on l'a trouvé), un type humain qui nous était déjà très semblable. On pense qu'il vivait à l'emplacement de l'Inde d'aujourd'hui. Son aîné, l'homme de Neandertal, vivait à la dernière époque glaciaire dans les toundras et les forêts. On perd sa trace vers 30 000 av. J.-C., pour des raisons inconnues, dans l'espace européen. On suppose qu'il n'était pas à la hauteur dans la lutte pour la vie. Les hommes de Cro-Magnon étaient des chasseurs adroits et rusés, qui savaient fabriquer et utiliser des outils et des armes variés (épieux, lances, massues). Comme ils se nourrissaient de viande, les protéines animales étaient leur principale source d'énergie. C'est à cette époque-là que se constituèrent les caractéristiques essentielles du système digestif du groupe sanguin O.

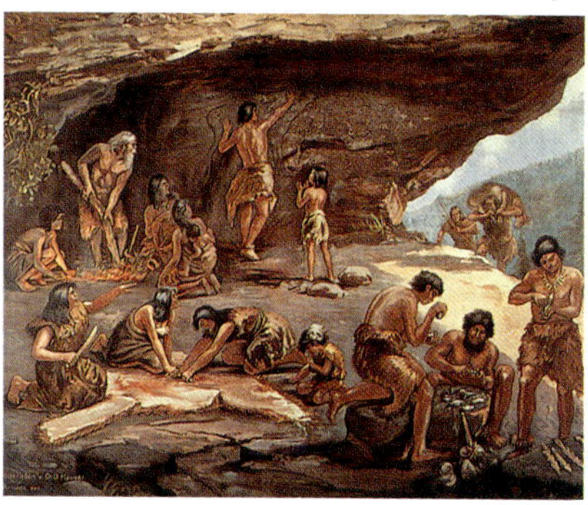

Les hommes de Cro-Magnon vivaient dans des cavernes et se nourrissaient essentiellement de viande.

Les hommes de Cro-Magnon se multiplièrent rapidement, avec pour conséquence qu'une lutte s'engagea pour la conquête des terrains de chasse. Le butin ne suffisait plus pour les nourrir tous. A la recherche de nouvelles réserves, ils migrèrent en Europe vers 20 000 av. J.-C. et se répandirent sur tous les continents. Là, on pense que leur comportement alimentaire se modifia :

les réserves animales s'étaient si dramatiquement réduites qu'ils ne pouvaient plus se nourrir exclusivement de la chasse. Pressés par la nécessité, ils commencèrent à manger tout ce qu'ils pouvaient digérer : fruits, insectes, noix, racines et petits animaux ; également des poissons quand ils se trouvaient sur le littoral.

Le « groupe sanguin des carnivores » est aujourd'hui le groupe le plus répandu dans le monde. Dans nos pays, 38 à 40 % de la population sont de type O. Grâce à leur équipement génétique, ces êtres humains possèdent un système immunitaire fort et résistant ainsi qu'une volonté marquée de s'affirmer.

Groupe A – les végétariens

Deuxième groupe sanguin à émerger, il apparut pour la première fois au début de l'âge de pierre (25 000 à 15 000 av. J.-C.), vraisemblablement en Asie ou au Moyen-Orient. Les hommes étaient devenus sédentaires, ils vivaient dans des communautés d'économie domestique. Ils pouvaient maintenant s'approvisionner eux-mêmes car ils avaient appris à cultiver les céréales et à élever le bétail. La consommation de viande régressa énormément, au profit d'aliments végétaux. Ce changement radical dans l'environnement et dans l'alimentation se répercuta essentiellement au niveau du tube digestif et du système immunitaire. Le système digestif simple du chasseur et du cueilleur dut s'adapter à la nourriture nouvelle, essentiellement végétarienne, des peuples de l'âge de pierre, afin de l'élaborer comme il convenait. En outre, les cultivateurs, eu égard à la densité de population de leurs contrées, devaient être particulièrement résistants aux infections pour survivre. Les gènes du groupe A parvinrent finalement en Europe, via l'Asie et le Proche-Orient. L'appareil digestif perdit peu à peu sa capacité d'assimiler l'alimentation carnée.

Le groupe A est le plus répandu parmi les Européens de l'Ouest ; 43 à 45 % des Allemands appartiennent à ce groupe. La caractéristique principale de ces personnes, qu'elles ont héritée de leurs ancêtres, est leur aptitude à bien supporter principalement l'alimentation végétale – ainsi qu'un sens marqué de la communauté.

Groupe B – les (presque) omnivores

Il apparut entre 15 000 et 10 000 av. J.-C. dans les montagnes de l'Himalaya occidental. Les hommes avaient migré, depuis l'Afrique orientale, vers l'Europe, l'Asie, l'Amérique du Nord, l'Amérique centrale et l'Amérique du Sud. A cette époque, le groupe B était par exemple caractéristique des hommes qui vivaient dans le Sud-Est asiatique et dans les steppes de l'Eurasie. Ils tiraient leur nourriture de leurs troupeaux ; les produits laitiers et les produits agricoles jouaient un grand rôle. En général, le groupe B est mis en rapport avec les cultures qui consommaient des quantités assez importantes de produits laitiers fermentés.

Lorsque les Mongols pénétrèrent en Asie, il se forma deux groupes distincts de type sanguin B. Un groupe sédentaire se fixa au sud et à l'est du continent, essentiellement orienté vers l'agriculture. Un groupe nomade et guerrier s'avança jusque dans l'est de l'Europe.

Les répercussions en sont encore sensibles aujourd'hui : par comparaison avec leurs voisins occidentaux, un nombre étonnamment important d'individus, en Allemagne et en Autriche (un individu sur dix), sont du groupe sanguin de type B. Les porteurs du groupe B ont hérité de leurs lointains ancêtres, comme legs biologique, une faculté d'adaptation particulièrement bonne aux différentes situations de vie.

Groupe AB – les modernes de l'alimentation mixte

C'est le plus récent de tous les groupes sanguins, qui de surcroît est fort rare. A peine 5 % des humains appartiennent à ce type sanguin, âgé tout juste de 1 000 à 1 200 ans. Il est le résultat du mélange de souches de groupe A et de souches de groupe B, par exemple de Caucasiens de groupe A et de Mongols de groupe B.

Le système immunitaire des personnes de groupe AB présente des propriétés particulières. Il est en mesure de former des anticorps spéciaux contre des germes bactériens, de sorte que les allergies, et certaines maladies auto-immunes, sont plus rares chez elles. Il existe en revanche – les scientifiques l'ont montré – une plus grande fragilité envers certaines formes de cancer. Le tube digestif est également très délicat. Le chercheur américain D'Adamo voit dans les hommes de ce type « les délicats descendants d'une rare alliance entre les hommes tolérants du groupe A et ceux autrefois barbares, mais aujourd'hui pondérés, du type B ». Comme ces hommes des temps modernes réunissent les propriétés du groupe A et celles du groupe B, c'est une alimentation mixte équilibrée qui doit être envisagée pour eux.

Certains aliments attaquent le sang

La reconstitution de la genèse de nos groupes sanguins n'est naturellement qu'un petit élément qui s'insère dans le puzzle total. Elle nous aide à nous faire une idée de la nourriture que nous tolérons le mieux du fait de notre groupe sanguin, parce que l'organisme s'y est adapté sur une durée extraordinairement longue.

Qu'en est-il du facteur Rhésus ?

Ce qu'on appelle le « facteur Rhésus » (environ 85 % des humains sont rhésus positifs, seulement 15 % étant rhésus négatifs) est sans importance pour le choix d'une alimentation correcte. Si le facteur Rhésus ne joue qu'un rôle insignifiant dans le régime fondé sur le groupe sanguin, c'est parce que, explique le Dr D'Amado, 90 % de tous les facteurs qui fondent le groupe sanguin sont liés au groupe primaire, c'est-à-dire à O, à A, à B ou à AB. En revanche, les facteurs Rhésus sont extrêmement importants, comme anticorps, quand il s'agit d'instaurer une prophylaxie rhésus chez la mère et le nouveau-né, ou bien d'apporter une preuve de paternité.

Diététiciens et hématologues, au cours d'années de recherches, ont en outre analysé les réactions biochimiques pour découvrir pourquoi une même nourriture n'est pas également bien tolérée par des personnes de types sanguins différents. Ils sont parvenus à une conclusion étonnante : la faute en incombe à certaines protéines, dans les aliments, qui ressemblent à s'y méprendre aux anticorps des groupes sanguins. Par conséquent, dès que nous consommons un aliment qui ne correspond pas à notre groupe sanguin, les défenses de notre corps se placent dans les starting-blocks pour déloger l'intrus.

Ce qui se passe quand le sang forme des anticorps

Nous savons aujourd'hui pourquoi le sang des différents types sanguins n'est pas interchangeable à volonté. Etant donné que les groupes sanguins forment des anticorps (protéines) dirigés les uns contre les autres, l'organisme n'accepte, en cas de transfusion, que le sang étranger compatible avec le sien propre. Autrement, il pourrait se produire une réaction d'incompatibilité (pouvant mettre la vie en danger).

Seul le sang du « groupe universel O » peut être, en cas de besoin, transfusé à des personnes de tous les autres groupes. Toutefois, une personne de groupe O ne peut recevoir du sang que d'une autre personne de groupe O. En revanche, les personnes de groupe AB peuvent recevoir du sang de tous les autres groupes. Cependant, dans les transfusions sanguines, on ne transfuse aujourd'hui le sang qu'entre personnes de même groupe.

Plus il y a de caractères distinctifs qui coïncident entre le sang du donneur et celui du receveur, moins il y a de complications à craindre lors d'une transfusion sanguine.

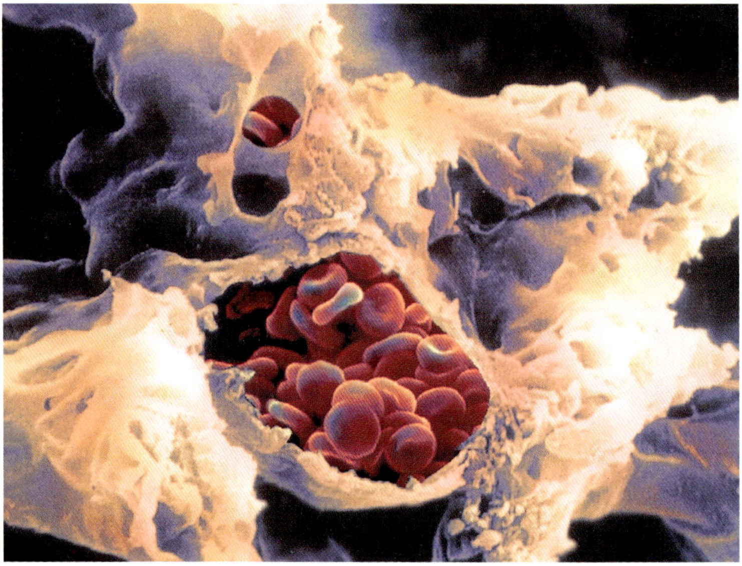

Les globules rouges contiennent les propriétés caractéristiques de chaque groupe sanguin.

Chaque groupe sanguin a son armée propre pour se défendre

Les attributs caractéristiques, immuables, que nous recevons en héritage avec notre groupe sanguin se trouvent essentiellement dans les membranes des globules rouges (érythrocytes). Le système de défense propre au corps utilise ces attributs chimiques (antigènes) pour identifier des intrus étrangers et former contre eux des substances spéciales appelées *anticorps*. Ces anticorps sont en mesure de s'arrimer aux antigènes étrangers, de les marquer et finalement de les anéantir. Mais les substances défensives du sang peuvent aussi mettre hors d'état de nuire les intrus (par exemple des bactéries, des virus, des parasites ou des cellules) en se collant à eux de manière qu'ils s'agglutinent et deviennent ainsi inactifs. Etant donné que les groupes sanguins forment aussi des anticorps contre d'autres groupes sanguins, de telles réactions de défense peuvent également intervenir lors de la rencontre du sang de différents groupes.

Les antigènes sont des substances qui, dans le sang, peuvent déclencher la formation d'anticorps spéciaux.

Les anticorps du sang ont toutefois une particularité. Alors que le système immunitaire ne fabrique le plus souvent les autres anticorps que quand ils sont utilisés dans la lutte défensive, par exemple lors d'une infection ou d'une vaccination, nous recevons pratiquement dès le berceau les anticorps du sang. Il suffit d'environ quatre mois pour que l'effectif opérationnel soit atteint.

Certains aliments attaquent le sang

De quoi sont capables les accrocheuses lectines protéiques

On ne sait que depuis une centaine d'années que les groupes sanguins produisent des anticorps contre d'autres groupes sanguins. Les scientifiques ont fait plus récemment une autre observation remarquable, qui leur sert de preuve pour affirmer qu'il existe effectivement une relation entre alimentation et groupes sanguins : certaines substances alimentaires peuvent également agglutiner les cellules de certains types sanguins – conduisant ainsi à une sorte de réaction de rejet.

Les anticorps des groupes sanguins sont les substances défensives du sang. Ils s'attaquent aux protéines étrangères.

Comme fauteurs de troubles, les chercheurs ont identifié les lectines. Il s'agit de certains composés protéiques qui, conformément à leur nature, ont pour tâche de se lier à d'autres organismes. Ce sont des sortes de super-colles naturelles utilisées par les substances défensives propres au corps – mais aussi par des bactéries, des virus ou des parasites – pour s'accrocher à d'autres organismes vivants. Les lectines agissent donc de deux manières différentes : elles nous sont utiles, par exemple dans les voies biliaires et à la surface du foie, où elles concourent à neutraliser les germes morbides ; elles nous nuisent, par exemple quand elles sont mises en œuvre par des virus ou des bactéries contre un groupe sanguin déterminé.

Mais nous sommes particulièrement intéressés par les lectines qui parviennent dans le corps avec la nourriture et qui ne s'entendent pas avec certains types sanguins. Une fois ces substances protéiques parvenues dans la circulation sanguine, elles se mettent rageusement à l'œuvre. Elles entreprennent un organe, ou un système organique tout entier – comme les reins, le foie, le cerveau ou l'estomac – pour agglutiner sur place les cellules sanguines et les détruire. Comme si un virus devait être terrassé. Etant donné que ces mêmes lectines épargnent les cellules d'autres groupes sanguins, les experts partent du principe qu'un même aliment profite aux cellules d'un

Les attributs des groupes sanguins

Le nom du groupe sanguin renvoie aux antigènes correspondants : les globules rouges du groupe A possèdent les antigènes A ; dans le type B, ce sont les antigènes B et, dans le type AB, les antigènes A et B qui sont présents. Le groupe O ne possède pas d'antigènes. C'est pourquoi, en cas de nécessité, ce sang peut être donné à des personnes d'un autre groupe.

Le type de sang A contient des anticorps anti-B ; le sang de type B, en revanche, des anticorps anti-A. Le type O a des anticorps anti-A et anti-B, tandis que le groupe AB ne possède aucun anticorps.

Les lectines aident à détecter des maladies

Certaines lectines alimentaires incitent les globules blancs à se multiplier. Elles s'accrochent comme un crampon à une cellule et obligent par exemple les lymphocytes du système immunitaire à se diviser. La propriété immuno-stimulante des « Pokeweed » mitogènes, lectines de la plante *phytolacca*, est utilisée depuis longtemps par les médecins comme auxiliaire dans le diagnostic immunologique et la recherche.

groupe sanguin déterminé et nuit à celles d'un autre type sanguin. Les agglutinations ont notamment pour conséquence que la digestion et l'assimilation de la nourriture ne fonctionnent pas parfaitement. Les suites visibles d'un métabolisme perturbé sont par exemple des dépôts de graisse disgracieux et des accumulations d'eau (œdèmes). Et encore, ce ne sont là que les conséquences les plus anodines. Une inflammation de la muqueuse intestinale, des troubles hépatiques ou une faiblesse rénale peuvent aussi être mis au compte des lectines.

Une action caractéristique des lectines : elles dégoûtent du lait le type sanguin A

Un bon exemple de la manière dont les lectines alimentaires deviennent un épouvantail pour les antigènes des groupes sanguins est le lait, qui a des propriétés semblables à celles du type sanguin B. Si une personne de type sanguin A en boit, l'agglutination se met aussitôt en marche. Car, de cette manière, l'organisme essaie de rejeter le lait : un cas classique d'intolérance alimentaire. Les lectines du lait ont pu passer l'estomac sans encombre, car cette super-colle ne peut donner prise à l'acidité gastrique. On suppose que ces lectines protéiques parviennent directement dans le flux sanguin par la muqueuse du tractus gastro-intestinal ou bien avec les constituants digérés du lait et que, à partir de là, elles se fixent n'importe où dans le corps.

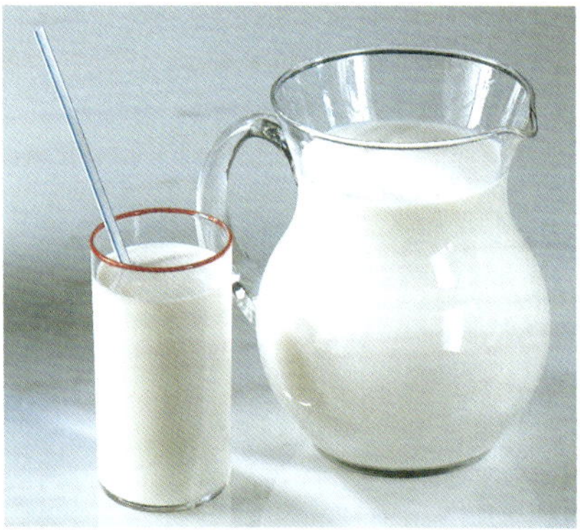

Une quantité infime peut causer de gros dommages

A rigoureusement parler, seule une fraction des lectines cause la plupart des dommages. Mais une infime quantité suffit déjà pour agglutiner un nombre énorme de cellules, surtout lorsqu'il s'agit de lectines qui visent un groupe sanguin déterminé. Cela pourrait être lié au fait qu'une molécule de lectine est en mesure – par l'intermédiaire de ce qu'on appelle un « pont de lectine » – de lier ensemble plusieurs globules.

Environ 5 % des lectines que nous absorbons en mangeant réussissent à échapper aux défenses du corps. Elles parviennent dans le courant sanguin, où elles viennent en contact avec des globules rouges et des globules blancs (érythrocytes et leucocytes), qu'elles détruisent. Dans le tube digestif, les lectines provoquent une forte inflammation de la muqueuse intestinale. Souvent, le tissu nerveux n'est pas non plus épargné par les attaques des lectines.

Partir d'un bon pied avec des lectines bien tolérées

Malgré ces réactions parfois massives de l'organisme, cela ne signifie pas que vous deviez détecter fébrilement les aliments dans lesquels les lectines sont présentes. Il est parfaitement impossible de bannir les lectines de l'alimentation. Qu'il s'agisse de légumes ou de céréales, de poisson ou de légumineuses, les lectines y sont abondantes. Et certaines d'entre elles ont aussi leurs bons côtés. Pensez aux lectines mentionnées plus haut, qui accomplissent leur travail utile dans les voies biliaires.

Ce qui est important, c'est de porter votre attention sur les aliments dont les lectines ne sont pas compatibles avec votre groupe sanguin. Si par exemple vous appartenez au groupe O, il vous est conseillé de ne pas manger de produits à base de blé. Car le gluten qu'ils contiennent est une forme de

Si, jusqu'ici, vous avez mal toléré certains aliments, il se peut que, deux semaines seulement après avoir entrepris un régime fondé sur le groupe sanguin, vous notiez un changement positif dans le test urinaire d'indican.

Un test urinaire montre quel aliment n'est pas toléré par le corps

Pour détecter l'intolérance à certains aliments, médecins et naturopathes utilisent un simple test urinaire : le test d'indican permet de mesurer le degré de putréfaction intestinale. Quand le foie et l'intestin ne métabolisent qu'imparfaitement les protéines, il se forme des substances toxiques, les indoles. Plus l'urine contient de ces substances, plus intense est la coloration bleue dans le test. Le test d'indican permet de lire facilement si un aliment a un effet « toxique » dans l'organisme. L'expérience faite avec cet examen d'urine est surprenante : un même aliment donne des résultats tout à fait différents d'une personne à l'autre. Alors que, par exemple, après la consommation par une personne d'un gâteau de blé complet, le test d'indican est à peu près négatif, le même test, chez une personne de groupe O, indiquera une teneur si élevée en toxiques qu'on a l'impression que l'intéressé a mangé jusqu'à quatre-vingt-dix fois plus de ce gâteau.

lectines qui peut précisément irriter fortement l'intestin grêle chez les personnes de groupe O. Un autre exemple est constitué par les haricots beurre : ils n'agglutinent que le sang de type A, mais épargnent les types B et O. Les tomates, les aubergines et les pommes de terre contiennent aussi des lectines. On pense même que les lectines des solanées sont responsables d'affections inflammatoires comme l'arthrite rhumatoïde.

Chapitre II

Comment fonctionne le régime alimentaire fondé sur le groupe sanguin

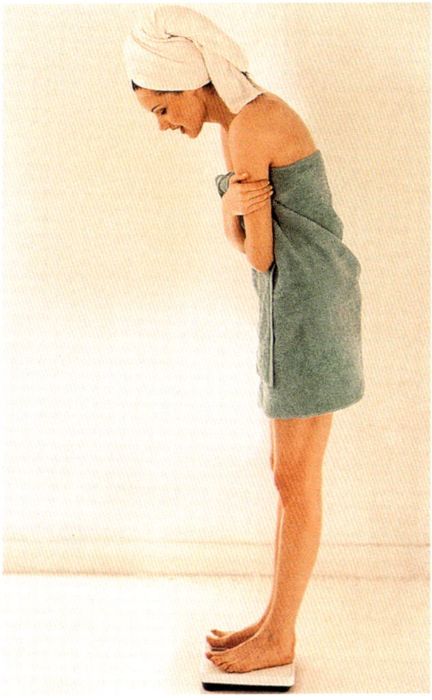

Ce qui importe, c'est de faire le bon choix

Avec le régime alimentaire fondé sur le groupe sanguin, il est très facile de se nourrir sainement – et d'atteindre lentement, mais sûrement, son poids idéal. Il n'est exigé de vous ni décompte fastidieux de calories, ni pesées au gramme près de quantités prescrites. Et vous n'avez pas non plus besoin d'abandonner du jour au lendemain vos habitudes alimentaires antérieures et vos préférences gustatives. C'est beaucoup plus simple : vous choisissez pour votre plan alimentaire les mets bénéfiques que, selon votre type sanguin individuel, vous tolérez particulièrement bien, et vous les combinez, selon votre plaisir et votre humeur, avec les denrées neutres que vous aimez. Ainsi, vous pourrez être tout à fait sûr que votre système digestif s'en tirera au mieux avec les mets choisis. Vous pouvez vous y fier : votre groupe sanguin est une sorte de boussole biologique qui vous indique la bonne direction.

Le plaisir doit y trouver son compte

Nous énumérons dans les pages qui suivent les denrées alimentaires, épices et boissons qui sont particulièrement bien tolérées par les personnes appartenant à chacun des groupes sanguins : O, A, B et AB – ainsi que les denrées, épices et boissons que vous devriez absolument rayer de vos menus.

Dans le régime alimentaire fondé sur le groupe sanguin, les denrées alimentaires sont classées en trois catégories : « bénéfiques », « neutres » et « à éviter ». La règle de base est la suivante : les denrées alimentaires bénéfiques agissent comme des médicaments, les denrées neutres servent essentiellement à nourrir ; quant aux denrées à éviter, ce sont, « à hautes doses », des poisons pour le corps.

Vous pouvez en un clin d'œil composer vos repas quotidiens à partir des groupes d'aliments suivants :

- Viandes et volailles
- Poissons, crustacés et mollusques
- Produits laitiers, fromages et œufs
- Huiles et matières grasses
- Noix et graines
- Haricots et légumineuses
- Céréales, pâtes et produits céréaliers
- Légumes
- Fruits
- Jus de fruits et de légumes
- Aromates et épices
- Tisanes
- Boissons

(Dans chacune des catégories, les aliments sont donnés par ordre alphabétique.)

Nos aliments devraient être aussi riches que possible en éléments vitaux, c'est-à-dire laissés autant que possible dans leur état originel.

Environ 300 aliments sont recommandés pour chaque groupe sanguin. Le choix est donc large – et il s'en trouvera certainement quelques-uns que vous mangez très volontiers. Quand vous trouvez votre mets favori dans la rubrique « bénéfique », vous faites naturellement une bonne affaire. S'il se trouve dans la rubrique « neutre », cela va encore. Les aliments de cette rubrique arrondissent vos repas dans la mesure où vous recevez déjà tous les nutriments importants, et ils sont si variés que le plaisir y trouve aussi son compte. Naturellement, vous ne devriez jamais perdre de vue les aliments classés comme « bénéfiques ».

Les recommandations relatives au régime alimentaire fondé sur le groupe sanguin sont basées sur le programme alimentaire élaboré par le Dr Peter D'Adamo, médecin et naturopathe américain. Il a présenté récemment ses idées révolutionnaires (en commun avec Catherine Withney, coauteur) dans le livre *Quatre groupes sanguins – quatre régimes* *.

* A côté de l'alimentation, le Dr D'Adamo y traite aussi de la manière dont le mode de vie, la santé et la maladie sont liés aux groupes sanguins.

Ce qui importe, c'est de faire le bon choix

Parmi les aliments que le Dr D'Amado a testés au cours de nombreuses années, il en est qui ne viennent que rarement sur nos tables (comme par exemple la patate douce). Quelques épices pourront être trouvées dans les magasins de régime ou les magasins diététiques (comme par exemple les extraits d'algues, le tamari, le caroub ou la fécule d'arrow-root). Jetez quand même un coup d'œil sur les propositions de menus du troisième chapitre – vous verrez que des ingrédients (encore) peu utilisés s'harmonisent au mieux avec nos divers repas.

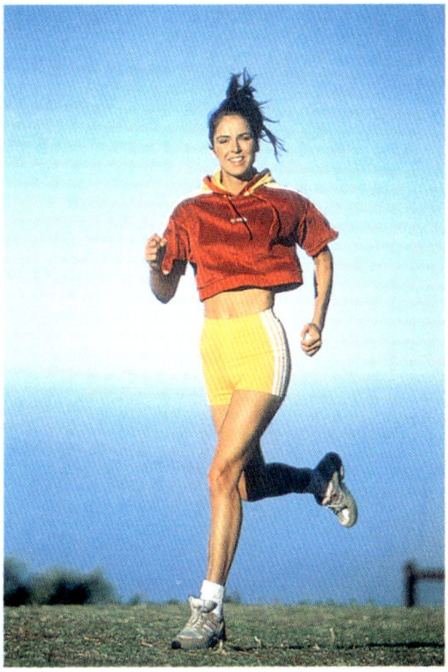

La forme optimale, physique et mentale, avec votre régime alimentaire personnel fondé sur le groupe sanguin.

Approchez lentement de votre poids idéal

Avant de commencer votre régime fondé sur le groupe sanguin, méditez ce conseil : essayez de ne pas approcher trop vite de votre poids désiré. Cette règle de modération vaut pour tous les programmes d'amincissement. On ne gagne rien à maigrir trop vite quand le système immunitaire ne peut suivre le rythme. Qui voudrait perdre, en même temps que ses kilos superflus, sa résistance aux infections ? Ne vous limitez donc aucunement aux aliments classés comme très bien tolérés. Il leur manque peut-être quelques nutriments importants dont votre corps a besoin pour être en bonne santé et en forme. Finalement, le but déclaré du régime fondé sur le groupe sanguin est d'atteindre une forme optimale du corps et de l'esprit. Que vous perdiez aussi vos kilos superflus ne devrait être qu'un « effet secondaire » tout à fait naturel.

Expérimentez un peu en toute tranquillité

Cela aussi est important à savoir : une alimentation ciblée sur votre métabolisme met en branle pas mal de choses dans le corps. Elle rétablit notamment les fonctions naturelles de protection du système immunitaire. Elle stimule l'activité digestive et intestinale. Elle augmente l'activité des organes intéressés au métabolisme tels que le foie, la vésicule biliaire, les reins et le pancréas. L'organisme tente encore plus de se débarrasser des déchets métaboliques superflus et nocifs, et de nettoyer le sang des super-colles dangereuses que sont les lectines. C'est d'abord un travail assez dur pour l'organisme, ce qui peut se manifester plus ou moins fortement selon l'appartenance à tel ou tel groupe sanguin. Par exemple sous la forme d'une digestion perturbée. Pour cette raison aussi, encore un conseil : ne vous fustigez pas, mais ayez une approche douce. Opérer brutalement sa reconversion alimentaire ne donne rien de bon. Le corps ne peut rattraper à marches forcées ce qui a été négligé si longtemps. Le mieux est d'expérimenter un peu les premières semaines : c'est le meilleur moyen de découvrir votre combinaison alimentaire préférée.

Choisissez spontanément tel ou tel aliment de la catégorie « bénéfique », au cas où vous ne l'auriez encore jamais consommé, ou ne l'auriez consommé que très rarement. Cela est particulièrement valable si, jusqu'ici, vous avez composé vos repas uniquement selon votre goût ou vos habitudes à partir d'ingrédients bien déterminés.

Vous pourrez plus facilement jeter vos habitudes par-dessus bord si, au début, vous complétez vos repas avec des aliments de la rubrique « neutre ». Mais rayez de votre liste les aliments « neutres » dont vous savez qu'ils vous font personnellement grossir ou qui, pour d'autres raisons, ne vous font aucun bien. Il est important de donner à votre corps suffisamment de temps pour développer une préférence en faveur des mets « bien tolérés ».

Encore une chose : les vitamines, minéraux, oligo-éléments et autres compléments alimentaires que vous prenez en plus de vos repas ont également leur poids, au véritable sens du terme. Sans compter que ces compléments sont assez sujets à caution, car ils peuvent mettre sens dessus dessous

D'ailleurs, connaissez-vous votre groupe sanguin ?

Vous pouvez découvrir ainsi votre groupe sanguin :

- Consultez votre carnet de vaccination ; votre groupe sanguin devrait y être indiqué.
- Interrogez votre médecin de famille ; votre groupe sanguin devrait figurer dans son fichier.
- Faites déterminer votre groupe sanguin par votre médecin. Il prélèvera à cet effet une goutte de sang au bout de votre doigt. Vous devrez payer ce test de votre poche, dans la mesure où il n'y a aucune justification médicale. Il est possible que le médecin vous fasse payer aussi ses conseils. En cas de doute, renseignez-vous préalablement du prix final de la consultation.
- Le check-up de santé est une bonne occasion d'apprendre votre groupe sanguin. Tout assuré social a droit gratuitement à un tel examen tous les cinq ans. A l'occasion de l'analyse de sang, qui se fait de toute façon, faites déterminer votre groupe sanguin.
- Autre possibilité de connaître votre groupe sanguin : donnez du sang ! Vous faites ainsi d'une pierre deux coups. Vous faites une bonne action et vous apprenez en plus à quel groupe appartient votre sang.

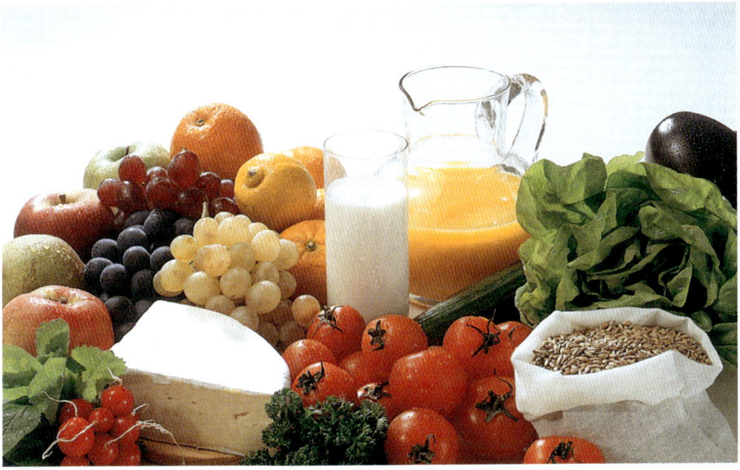

l'équilibre biologique naturel. Ils ne sont pas également tolérés par les divers groupes sanguins. Cette remarque concerne également la phytothérapie, c'est-à-dire l'usage de remèdes végétaux que l'on peut acheter sous diverses formes (tisanes, gouttes, gélules, etc.).

Consultez votre médecin si vous n'êtes pas sûr que le régime alimentaire fondé sur le groupe sanguin soit ce qu'il vous faut en ce moment. Cela vaut naturellement aussi si vous constatez, pendant ledit régime, que votre santé ne va pas aussi bien qu'elle le devrait.

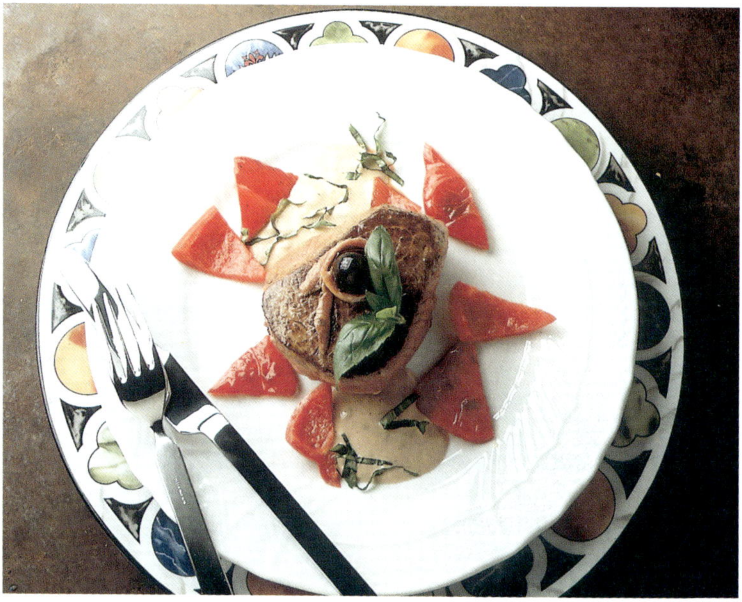

Groupe O
L'essentiel en un coup d'œil

Origine : chasseurs et cueilleurs.

Système digestif : assez robuste. Produit du suc gastrique en abondance (important pour la digestion des viandes). Ne tolère que difficilement les produits à base de céréales, comme le pain et le germe de blé, ainsi que les produits laitiers.

Système immunitaire : extrêmement actif, réagit promptement et avec beaucoup de sensibilité aux nouvelles influences et aux changements.

A recommander : la viande, la volaille et les poissons de mer tels que le hareng, le cabillaud ou le maquereau.

S'il s'agit de garder la ligne…

…vous ne devriez manger que de temps en temps des céréales, du pain, des haricots et des légumineuses. Ce sont surtout le germe de blé et les produits à base de blé complet qui sont à déconseiller pour votre sang de type O. Ils contiennent trop de lectines de gluten, qui entravent le métabolisme de l'insuline. Les calories ne peuvent brûler qu'à petit feu. Il n'est pas libéré suffisamment d'énergie. Les lectines des lentilles et des haricots rouges, par exemple, se fixent dans le tissu musculaire, qui réagit ensuite de façon alcaline. Afin que les muscles puissent fonctionner facilement, chez le type O, l'équilibre acide-base devrait s'établir plutôt au profit d'une légère acidité. Cela entraîne aussi une combustion plus rapide des calories. Cela ne concerne bien entendu que les gens de groupe O !

La personne qui a des problèmes de ligne, qui a tendance aux œdèmes (rétention d'eau), souffre de crampes musculaires ou se sent vite épuisée – et qui a du mal à se concentrer – a peut-être aussi, sans le savoir, des problèmes de thyroïde, laquelle ne produit pas suffisamment d'hormones. Cette insuffisance de la thyroïde est appelée par les médecins hypothyroïdie – un phénomène que les chercheurs observent principalement chez les personnes de groupe O.

Ce qui fait grossir les personnes de groupe O : blé, choux blancs, choux de Bruxelles, choux-fleurs, haricots rouges, lentilles, maïs.

Ce qui fait mincir les personnes de groupe O : algues, brocolis, épinards, feuille de chou vert, poissons et fruits de mer, sel de mer, viande rouge (agneau, bœuf, gibier ; abats : foie).

La nourriture idéale du groupe O

VIANDES ET VOLAILLES		
BENEFIQUES	**NEUTRES**	**A EVITER**
Abats : cœur, foie	Caille	Jambon
Agneau	Canard	Lard (également bacon)
Bœuf	Dindon	Oie
Buffle	Faisan	Porc
Gibier (cerf, chevreuil)	Lièvre/lapin	
Mouton	Perdrix	
Veau	Poulet	

Ce que vous devriez savoir sur les viandes et volailles

- Accordez-vous fréquemment de la viande, mais en petites portions (100 à 150 grammes par repas, et pas davantage). En revanche, vous pouvez inscrire la viande à votre menu cinq à sept fois par semaine.
- De préférence, mangez de la viande avec un fruit ou un légume que vous trouvez à la rubrique « bénéfique » ou « neutre ». C'est mieux que d'empiler sur votre assiette trop d'hydrates de carbone comme le pain ou les pommes de terre. Les fruits et les légumes tiennent bien en échec l'acidité gastrique

N'achetez de préférence que la viande d'animaux qui n'ont pas été élevés avec des produits d'engraissement, des fourrages concentrés ou importés.

et empêchent que les muqueuses stomacales soient irritées par un excès de protéines animales.

- Les protéines animales sont certes considérées comme particulièrement précieuses sur le plan biologique, mais le « butin de chasse » de notre époque est trop souvent imprégné d'hormones et d'antibiotiques. Essayez donc de donner la préférence aux animaux élevés avec des aliments naturels et qui n'ont pas été engraissés artificiellement.
- Les chercheurs peuvent tranquilliser ceux qui craignent, par leur consommation de viande, d'augmenter leur niveau de cholestérol sanguin – ce qui peut représenter un énorme risque pour le cœur et les vaisseaux sanguins. Ce ne sont pas les acides gras saturés que nous absorbons forcément avec la viande qui, à leurs yeux, font problème. Les vrais malfaiteurs, ce sont au contraire les hydrates de carbone complexes, à longue chaîne, qui se trouvent par exemple dans certaines sortes de pain de blé. Car ils élèvent le niveau d'insuline. Avec pour conséquence que le corps stocke davantage de graisse dans les tissus et fait dérailler le niveau des lipides sanguins.
- Selon l'expérience du Dr D'Adamo, le foie est un aliment particulièrement bénéfique pour les personnes du groupe O, car il est avantageux pour la ligne. Mais n'oubliez jamais : le foie (tout comme les rognons) est un organe filtrant, un émonctoire, grâce auquel les substances toxiques sont éliminées. Ne consommez donc que le foie et les autres abats (cœur, rognons, ris de veau, cervelle, poumons et langue) provenant de jeunes animaux, qui n'ont pas eu le temps d'accumuler beaucoup de déchets.

Ce que vous devriez savoir sur les poissons, les crustacés et les mollusques

- Le poisson est la nourriture idéale pour les personnes de groupe O. Les poissons de mer, surtout, avec leur précieuse huile de poisson, sont une excellente source de vitamine K, qui fait coaguler le sang quand c'est nécessaire (par exemple quand la peau est blessée). C'est une chose importante pour les personnes du groupe O, car elles manquent fréquemment de facteurs coagulants, comme les hommes préhistoriques dont leur groupe sanguin est issu.
- Complétez votre alimentation par des fruits de mer tels que les huîtres, les coquillages, les crabes. L'iode qu'ils contiennent profitera à la thyroïde qui est plutôt lunatique chez les personnes de groupe O.
- Le saumon, une fois fumé, ne fait plus partie des poissons bien tolérés. Le hareng mariné ou salé fait également partie de la catégorie « à éviter ».

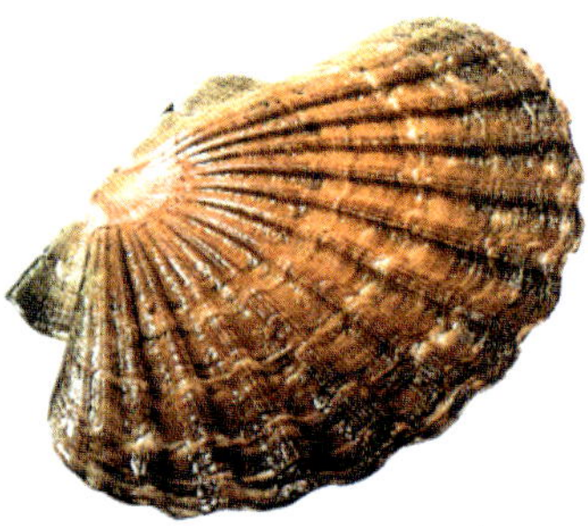

La nourriture idéale du groupe O

POISSONS, CRUSTACES ET MOLLUSQUES			
BENEFIQUES	**NEUTRES**		**A EVITER**
Alose	Aiglefin	Homard/langouste	Barracuda
Brochet	Anchois	Huître	Bulot
Cabillaud	Anguille	Limande-sole	Caviar
Colin, merlu	Bar	Loup de mer	Hareng mariné
Espadon	Baudroie	Mérou	Pieuvre
Esturgeon	Béluga	Moule	Poisson-chat (loche de rivière)
Flétan	Calmar	Ombre	Poulpe, pieuvre
Hareng	Carpe	Ormeau (oreille de mer)	Saumon fumé
Lavaret	Caviar de béluga	Pageau	Silure
Maquereau	Coquille Saint-Jacques	Perche	
Merlan	Crabe	Picarel	
Perche	Crevette	Porgy (brème d'Amér. du N.)	
Poisson bleu	Ecrevisse	Rascasse du Nord	
Sardine	Eperlan	Requin	
Saumon (non fumé)	Escargot	Thon (blanc)	
Sole	Esturgeon (diverses espèces)	Truite saumonée	
Truite arc-en-ciel	Flet		
	Haddock		

Ce que vous devriez savoir sur les produits laitiers, le fromage et les œufs

- Vous n'avez même pas besoin d'inscrire le lait sur votre liste de courses. Ou bien ne le faites que rarement. Bien que le lait soit un produit animal, il n'est pas bien toléré par les gens de groupe O. La raison en est que le tube digestif de l'homme, du point de vue phylogénétique, n'a eu affaire aux produits laitiers qu'à partir du groupe A (voir p. 13).
- Recourez plus fréquemment au lait de soja et au tofu. Ce sont des alternatives aux produits laitiers animaux (c'est la raison pour laquelle ils figurent dans ce tableau) qui surmènent moins votre métabolisme.
- Comme les produits laitiers, en tant que fournisseurs de calcium, sont pour vous à proscrire, il vous faut absolument couvrir autrement vos besoins en calcium. Les algues, les amandes, les brocolis, les carottes, les graines de tournesol, les produits à base de soja et les sardines, le sésame sont de bonnes sources naturelles de calcium.
- De temps en temps, un œuf peut aussi compléter votre menu – dans la mesure où vous aimez et tolérez les œufs.

PRODUITS LAITIERS, FROMAGES ET ŒUFS		
NEUTRES	**A EVITER**	
Beurre	Bleu	HollandeJarlsberg
Fromage de brebis (feta)	Brie	Képhir
Fromage de chèvre	Caillé	Lait de chèvre
Fromage fermier	Camembert	Lait complet
Fromage de soja (tofu)	Cheddar	Lait écrémé
Lait de soja	Cottage cheese	Monterey Jack
Mozzarella	Crème glacée	Munster
Œufs	Emmenthal	Neuchâtel
	Fromage blanc	Parmesan
	Fromage fondu	Petit-lait
	Fromage frais double	Provolone
	Crème	Ricotta
	Gouda	Yaourt (maigre et gras)
	Gruyère	

Ce que vous devriez savoir sur les huiles et les graisses

- Donnez la préférence aux huiles végétales mentionnées ici, car elles contiennent de précieux acides gras insaturés que le métabolisme humain ne peut fabriquer lui-même.
- Le carnivore de type O en a surtout besoin à cause de leur effet positif sur l'excès de cholestérol et de triglycérides dans le sang, qui peut nuire au cœur et aux vaisseaux.

HUILES ET MATIERES GRASSES		
BENEFIQUES	**NEUTRES**	**A EVITER**
Huile (de graine) de lin	Beurre/beurre clarifié	Graisse, huile de coco
Huile d'olive	Huile de colza	Huile d'arachide
	Huile de foie de morue	Huile de carthame
	Huile de sésame	Huile de germe de maïs
	Huile de tournesol	Huile de graine de coton

- Vous pouvez d'ailleurs consommer de la mayonnaise en quantités modérées, bien qu'elle contienne relativement beaucoup de graisses. Elle est considérée comme neutre. Il en va de même des assaisonnements pauvres en graisses, dans la mesure où ils sont composés d'ingrédients bénéfiques, ou tout au moins neutres.
- Quand vous achetez de l'huile de colza, veillez à ce qu'elle ait une faible

teneur en acide érucique, considéré comme nuisible à la santé en quantités assez importantes.

- N'oubliez pas la règle bien connue en cuisine : les huiles pressées à froid ne doivent pas être chauffées trop fortement, sous peine de destruction de leurs précieux acides gras et de leurs vitamines.

Ce que vous devriez savoir sur les noix et les graines

- Bien que les protéines végétales des noix et des graines gardent toute leur importance face aux protéines animales, vous ne devriez pas couvrir vos besoins en protéines dans cette seule catégorie végétale. Viandes et volailles sont pour vous les meilleures sources d'énergie.

NOIX ET GRAINES		
BENEFIQUES	**NEUTRES**	**A EVITER**
Graine de courge Noix	Amande Châtaigne Graine de sésame (également tahin) Graine de tamarin Graine de tournesol Noisette Noix hickory Noix de macadamia Noix pécan Pignon de pin	Arachide (également beurre de cacahuète) Graine de pavot Noix du Brésil Noix de cajou Noix de coco Pistache

- Ne grignotez pas trop souvent les noix riches en graisse. Et ne saupoudrez les graines sur vos salades que parcimonieusement. Non seulement à cause de leur teneur en graisse élevée, mais aussi parce que ce groupe d'aliments peut vous causer de sérieux problèmes de digestion.

Ce que vous devriez savoir sur les haricots et les légumineuses

- Les haricots peuvent atterrir à l'occasion sur votre assiette comme modeste garniture. Mais attention : les sortes autres que bénéfiques ainsi que les légumineuses contiennent toutes des lectines qui perturbent l'équilibre acido-basique des muscles.

  Cela vaut d'ailleurs aussi pour les arachides et les graines de tamarin, qui, du point de vue botanique, appartiennent aux légumineuses (elles figurent dans le tableau des noix et graines).

HARICOTS ET LEGUMINEUSES			
BENEFIQUES	**NEUTRES**		**A EVITER**
Azuki Haricot coco Haricot cornille (blackeye)	Fève cultivée (féverole) Fève des marais Graine de soja (rouge) Haricot blanc Haricot grimpant Haricot de Jérusalem	Haricot de Lima Haricot mungo Haricot noir Haricot rouge Petit pois Pois chiche Pois gourmand	Haricot mojette Haricot nain Lentille de montagne Lentille rouge Lentille verte

Les azukis – une sorte de haricots de soja rouges – sont non seulement faciles à digérer, mais ont aussi une teneur exceptionnellement élevée en éléments nutritifs et vitaux.

Les personnes du groupe O sont – répétons-le – plus performantes quand leur tissu musculaire est légèrement acide.

- Essayez d'incorporer à vos menus, alternativement, les sortes de haricots recommandées. Elles présentent un avantage particulier : elles stimulent la digestion et empêchent les ulcères gastro-intestinaux – qui, à cause de l'acidité gastrique élevée des personnes de groupe O, apparaissent plus fréquemment.

Ce que vous devriez savoir sur les céréales, les pâtes et les produits céréaliers

- Il en va des produits céréaliers comme des produits laitiers : vous pouvez y renoncer sans problèmes. Si vous avez à votre table des commensaux de groupe A, ils se réjouiront d'une nourriture céréalière. Car, tandis que les céréales donnent du fil à retordre à votre métabolisme, le système digestif des personnes de type A est génétiquement des mieux programmé pour cette sorte de nourriture.

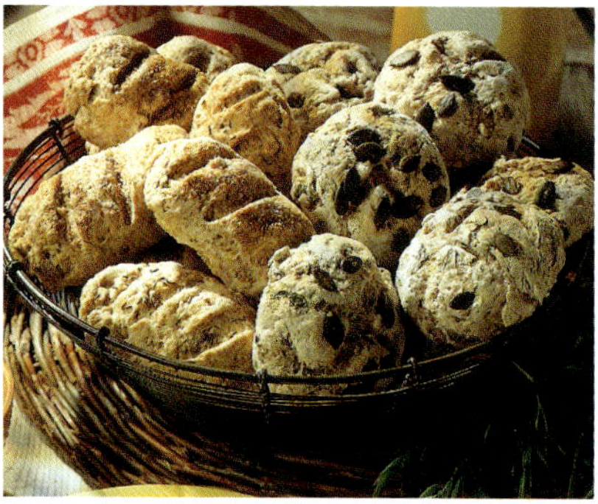

- Le blé est particulièrement mal toléré par vous. Ici, il ne sert à rien de séparer « le bon grain de l'ivraie ». Rayez de votre liste, a priori, tous les produits à base de blé.
- Attention : oubliez aussi les prétendus substituts sains du café à base de céréales, pour les raisons mentionnées ci-dessus.
- Pour le cas où vous auriez du mal, au début, à renoncer complètement au pain : en adoptant les sortes neutres, vous ne devriez pas avoir de problèmes de digestion.

La nourriture idéale du groupe O

CEREALES, PÂTES ET PRODUITS CEREALIERS			
NEUTRES		**A EVITER**	
Amarante Epeautre – pain d'épeautre – farine d'épeautre Kamut (blé égyptien) Millet, mil Orge, farine d'orge Pain de blé germé Pain sans gluten Pain de soja Pain suédois Pâte de topinambour Quinoa Riz – riz naturel, pain de riz – riz soufflé – flocons de riz	– son de riz – farine de riz – gaufres de riz – riz blanc – riz complet Riz basmati Sarrasin – pain de sarrasin – farine de sarrasin – kacha (sarrasin grillé) Seigle – pain de seigle – flocons de seigle – farine de seigle	Avoine – flocons d'avoine – pain, gâteau d'avoine – son d'avoine – farine d'avoine Blé – farine blutée – boulgour (semoule de blé) – couscous – pain azyme – farine de blé complet – pain de blé – flocons de blé – gâteaux de blé – germes de blé, pain au germe de blé	– son, semoule, gâteau de blé – farine de blé avec germes – gruau de blé – pain de blé complet Maïs – cornflakes – farine, fécule de maïs – muffins de farine de maïs Nouilles de sarrasin (soba) Pain de flocons de plusieurs céréales Pain de Graham (pain de gruau de blé complet sans levure ni levain) Pain de Westphalie (Pumpernickel)

- Selon les recherches américaines, il existe une sorte de pain particulièrement bien toléré : le pain fait de blé germé. Dès que les grains de blé commencent à former des pousses, les lectines du gluten s'esquivent (interrogez à ce propos votre magasin diététique ou votre boutique de produits naturels).

Une véritable alternative : l'épeautre à la place du blé. L'épeautre est une forme sauvage de blé facile à digérer.

Ce que vous devriez savoir sur les légumes

- Servez-vous en légumes. Faites abondamment usage de cette offre gigantesque. Car c'est là que gisent les nutriments essentiels dont le corps a absolument besoin.
- Mais laissez tomber les légumes de la catégorie « à éviter ». Ils renferment des constituants qui sont plutôt dommageables à la santé des personnes de groupe O. Ils irritent par exemple le tractus digestif et peuvent provoquer des réactions d'hypersensibilité. Certaines sortes de choux, comme le chou-fleur ou le chou de Bruxelles, mettent la thyroïde sur le pied de guerre.
- Certaines solanacées comme l'aubergine et la pomme de terre sont également pour vous du mauvais côté de la barrière car elles contribuent sans doute aux problèmes articulaires (arthrite). On sait que le maïs inhibe la production de l'insuline, favorisant ainsi la prise de poids. Et, de plus, quand la sécrétion d'insuline est perturbée, le risque existe de développer un diabète sucré.

LEGUMES			
BENEFIQUES	**NEUTRES**		**A EVITER**
Ail	Asperge	Laitue	Aubergine
Algues	Betterave rouge	Mâche	Avocat
Artichaut	Carotte	Macre (châtaigne d'eau)	Champignon de couche
Bette	Céleri	Manioc	Champignon shiitaké
Brocoli	Cerfeuil	Navet	Chou blanc
Chicorée	Champignons enoki	Oignon primeur	Chou de Bruxelles
Chou-rave	Chou chinois	Olive verte	Chou chinois
Chou feuille	Chou feuillu	Piment Cayenne	Chou-fleur
Chou frisé	Concombre, cornichon	Pois gourmand	Chou rouge
Citrouille	Courge (toutes les sortes, sauf citrouille)	Poivron (vert, jaune)	Maïs
Epinard	Courgette	Pousse de bambou	Olive noire
Oignon	Cresson de fontaine	Pousse de fougère grand aigle	Pomme de terre
Okra	Daikon (radis du Japon)	Pousse de haricot mungo	Pousse de luzerne
Panais	Echalote	Radis	
Patate douce	Endive	Radis noir	
Persil	Fenouil	Roquette	
Pissenlit	Gingembre	Tomate	
Poireau	Igname	Trévise	
Poivron rouge			
Raifort			
Romaine (salade)			
Scarole			
Topinambour			

- Une bonne nouvelle : vous pouvez déguster sans crainte les tomates. Elles appartiennent certes également aux solanacées, mais l'organisme se fait un jeu d'enfant de venir à bout de cette sorte de lectines.
- L'essentiel pour finir : mangez abondamment du chou feuille, ou chou vert non pommé, car il est particulièrement riche en vitamine K. Les personnes de groupe O en ont besoin en quantité suffisante, ne serait-ce que parce que la plupart d'entre elles – comme nous l'avons déjà dit – manquent de cet important facteur de coagulation sanguine.

La nourriture idéale du groupe O

FRUITS			
BENEFIQUES	**NEUTRES**		**A EVITER**
Figue (fraîche et séchée)	Abricot	Groseille à maquereau	Banane plantain
Prune (fraîche et pruneau séché)	Airelle	Kaki	Cantaloup
Quetsche	Ananas	Kiwi	Fraise
Reine-claude	Baie de Boysen (croisement de la mûre sauvage et de la framboise)	Limette	Litchi
	Baie de sureau	Mangue	Mandarine
	Banane	Myrtille	Melon
	Carambole	Nectarine	Mûre
	Cassis	Pamplemousse	Orange
	Cerise	Papaye	Rhubarbe
	Citron	Pastèque	
	Datte	Pêche	
	Framboise	Poire	
	Grenade	Pomme	
	Groseille	Raisin	
		Raisin sec	

Ce que vous devriez savoir sur les fruits

- Même si vous n'avez jamais connu les fruits de la rubrique « bénéfiques » que comme « nourriture d'étudiant », mangez-en désormais fréquemment. Car ce sont précisément les figues, les prunes et les quetsches qui contiennent, également sous forme de fruits secs, les alcalinisants qui ôtent un peu de son mordant à l'acidité gastrique des gens de type O. D'une manière générale, tous les fruits rouges, bleus et violets ont un effet plutôt alcalinisant sur le tube digestif.
- Les melons inhibent aussi, certes, l'acidité, mais l'estomac y réagit très vivement.
- L'estomac accepte en revanche sans problèmes le pamplemousse, qui contient également de l'acide, mais exerce une action alcalinisante après digestion.
- Attention avec les mûres sauvages : elles contiennent des lectines qui, précisément chez les personnes de groupe O, perturbent la digestion.

Ce que vous devriez savoir sur les jus de fruits et de légumes

- Strictement parlant, ces jus ne sont pas destinés à étancher la soif. Buvez vos jus favoris – ananas, cerise et pruneau – avec recueillement et à petites gorgées, presque comme des médicaments.
- Au cas où vous souhaiteriez vous confectionner un savoureux cocktail de vitamines : évitez de combiner entre eux les jus de fruits et ceux de légumes. Unique exception : le jus de carotte peut de temps en temps se mélanger à un autre jus.

JUS DE FRUITS ET DE LEGUMES

BENEFIQUES	NEUTRES	NEUTRES	A EVITER
Jus d'ananas	Jus d'abricot	Jus de légumes (des légumes recommandés)	Cidre (de pomme)
Jus de cerise (cerises douces)	Jus d'airelle	Jus de pamplemousse	Jus de chou
Jus de pruneau	Jus de carotte	Jus de papaye	Jus d'orange
	Jus de céleri	Jus de raisin	Jus de pomme
	Jus de citron (dilué)	Jus de tomate (avec citron)	
	Jus de concombre		

- Mettez à profit les propriétés basiques des jus de légumes neutres. Ils allègent la digestion et la circulation ; en outre, ils stimulent le métabolisme.
- Si vous achetez des jus de légumes tout préparés, faites attention à leur teneur en sel. Celle-ci peut s'élever jusqu'à 10 % dans le cas du jus de tomate.

AROMATES ET EPICES

BENEFIQUES	NEUTRES	NEUTRES	A EVITER
Caroube	Agar-agar	Mélisse citronnelle	Cannelle
Curcuma	Ail	Menthe (également menthe poivrée)	Câpres
Curry	Anis	Miel	Condiments aigres-doux (pickles, etc.)
Extrait d'algues (dulse, kelp)	Basilic	Miso (pâte de soja)	Fécule de maïs
Persil	Bergamote	Moutarde (également poudre de moutarde)	Ketchup
Poivre de Cayenne	Cacao/chocolat	Piment	Mayonnaise
Poudre de graine de caroube	Cardamome	Poudre de paprika	Noix de muscade
	Cerfeuil	Raifort	Poivre moulu (noir et blanc)
	Citronnelle	Romarin	Sirop de maïs
	Civette, ciboulette	Safran	Vanille
	Clou de girofle	Sarriette des jardins	Vinaigre balsamique
	Coriandre	Sauce de soja (tamari)	Vinaigre blanc
	Cumin	Sauce Worcester	Vinaigre de cidre
	Essence de Wintergreen	Sauge	Vinaigre de vin (blanc et rouge)
	Estragon	Sel	
	Extrait d'amande	Sirop d'érable	
	Fécule d'arrow-root	Sucre (blanc et brun)	
	Fenouil	Tamarin	
	Feuille de laurier	Tapioca	
	Gélatine	Tartrate (levure en poudre)	
	Gingembre	Thym	
	Grains de poivre		
	Malt		
	Marjolaine/origan		
	Mélasse		

La nourriture idéale du groupe O

Ce que vous devriez savoir sur les aromates et les épices

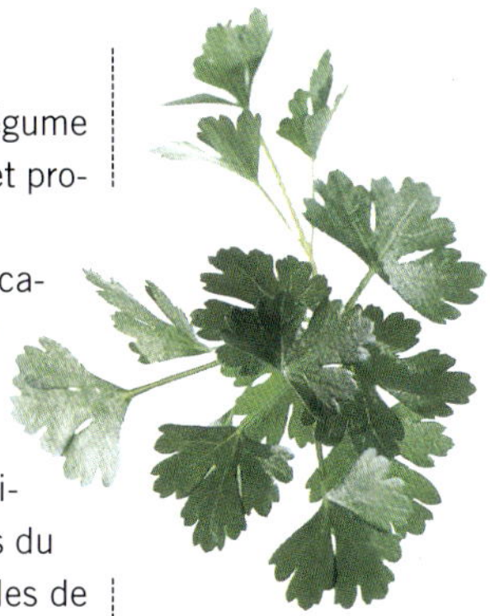

- L'extrait d'algue n'est pas seulement un bon choix comme épice. Ce légume de mer (voir aussi le tableau des légumes) régularise le métabolisme et protège la muqueuse gastrique.
- Choisissez en premier lieu pour vos mets épicés : persil frais et épices calorifiques tels que curry, gingembre et poivre de Cayenne. Ils calment le tube digestif.
- Attention ! A l'avenir, le vinaigre ne devrait plus vous servir d'assaisonnement universel. Vu la faveur dont jouit dans nos pays cet élixir acide, cela risque de déclencher un incroyable étonnement chez les fans du vinaigre. Ce ne sont pas ici tellement les lectines qui sont responsables de ce classement. D'Adamo et ses collaborateurs ont étudié sur des milliers de patients la tolérance à différents vinaigres. Au banc d'essai, les personnes de groupe O ne s'en sont pas très bien sorties.
  Parce que cet assaisonnement acide, disent les médecins américains – largement confrontés, de toute façon, à une importante acidité gastrique –, irrite encore davantage la muqueuse de l'estomac. Même le ketchup à la tomate, qui a un goût plutôt sucré, contiendrait maintenant aussi du vinaigre.
- Mais vous n'avez pas besoin de renoncer à certaines douceurs : miel, sucre et même chocolat – avec mesure naturellement – peuvent vous adoucir la vie.

TISANES			
BENEFIQUES	**NEUTRES**		**A EVITER**
Cynorrhodon	Achillée millefeuille	Menthe verte	Aloès
Ecorce d'orme (amér.)	Aubépine	Racine de réglisse	Barbe de maïs
Fenugrec	Bouillon-blanc	Sauge	Capselle (bourse-à-pasteur)
Gingembre	Bouleau blanc	Scutellaire	Echinacée
Houblon	Cataire	Sureau	Feuille de fraisier
Menthe poivrée	Camomille	Thé vert	Feuille de séné
Mouron	Chardon-Marie	Thym	Gentiane
Mûre	Feuille de framboisier	Valériane	Grande bardane
Persil	Ginseng	Verveine	Luzerne
Pissenlit	Marrube blanc		Millepertuis
Salsepareille			Rhubarbe
Tilleul (fleurs)			Rumex crépu (petite oseille)
			Style de maïs
			Trèfle incarnat
			Tussilage (pas-d'âne)

Quand vous achetez des tisanes, veillez à ce que leur teneur en résidus soit contrôlée. Certaines tisanes d'importation contiennent des quantités inquiétantes de substances nuisibles.

Ce que vous devriez savoir sur les tisanes

- Choisissez une tisane selon vos goûts. Ou bien composez des mélanges de tisanes bénéfiques et de tisanes neutres. Un effet fortifiant sur le système digestif et le système immunitaire des personnes de groupe O est attribué à toutes les tisanes recommandées.
- Ne mélangez en aucun cas une tisane de la catégorie « à éviter ». Non seulement les tisanes de cette catégorie peuvent solliciter trop fortement les défenses corporelles, mais elles peuvent aussi diluer le sang – un effet indésirable chez les personnes de groupe O.
- Mais n'oubliez pas : les tisanes contiennent des substances végétales actives et sont donc impropres à une utilisation permanente.

BOISSONS		
BENEFIQUES	**NEUTRES**	**A EVITER**
Eau pure (eau de source et eau minérale)	Bière Eau de table Thé vert Vin blanc Vin rouge	Boissons à base de cola Café (également décaféiné) Limonade Limonade de régime Spiritueux Thé noir

Les cafés de malt, de pissenlit, de chicorée et autres substituts ne contiennent certes pas de caféine, mais, par suite d'une forte torréfaction des parties végétales, des hydrates de carbone cancérigènes peuvent apparaître.

Ce que vous devriez savoir sur les boissons

- Si, jusqu'ici, vous avez régulièrement consommé du café, n'arrêtez pas du jour au lendemain. Votre corps pourrait le prendre mal et répondre par des phénomènes de sevrage tels que maux de tête, sensation d'épuisement ou irritabilité. Contentez-vous de diminuer peu à peu la dose de ce breuvage noir, jusqu'à ce que vous en soyez débarrassé sans problèmes. Comme substitut de la caféine, vous disposez du thé vert qui figure sur la liste « neutre ».
- Avec l'eau pure, c'est-à-dire l'eau de source et l'eau minérale, et, occasionnellement un petit verre de vin ou de bière, on a fait le tour des boissons acceptables. Qui aime bien les eaux du soda club, prisées en Amérique, peut aussi étancher sa soif grâce à elles.

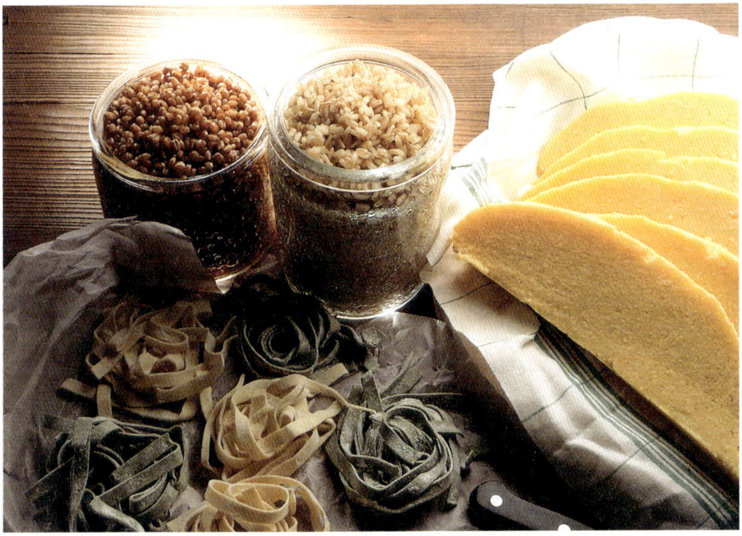

Groupe A
L'essentiel en un coup d'œil

Origine : nos premiers ancêtres sédentaires, agriculteurs.

Système digestif : délicat. Ne peut que difficilement dégrader les protéines et graisses animales. Tolère bien les légumes, le fromage de soja (tofu), le poisson et les fruits de mer, les céréales, les légumineuses et les fruits.

Système immunitaire : sensible et capable d'adaptation.

A recommander : beaucoup de légumes frais, nourriture à l'état originel, produits céréaliers (sauf blé) et préparations à base de soja.

S'il s'agit de garder la ligne...

... vous n'obtiendrez pas grand-chose avec la viande. Au contraire. Les protéines animales, chez les personnes de type A, freinent le métabolisme. Contrairement à ce qui est le cas pour les personnes de groupe O, qui ne peuvent vraiment démarrer qu'après un bon morceau de viande, un steak mine l'énergie de la personne du groupe A, la rend paresseuse et déconcentrée. Pour élaborer les protéines animales destinées à l'assimilation, son corps doit fournir un travail très dur.

Il ne peut, contrairement au carnivore de type O, sécréter la quantité nécessaire de suc gastrique acide pour décomposer chimiquement une nourriture difficile à digérer. En fait également partie le lait, riche en graisses saturées. On peut dire en exagérant un peu : le lait ne ragaillardit pas les personnes de groupe A, mais les engraisse.

Il peut aussi y avoir des problèmes avec le blé, bien que celui-ci compte parmi les produits des champs pour lesquels le système digestif du groupe A est justement créé. N'en mangez pas de trop grosses quantités, car sinon votre tissu musculaire réagirait en s'acidifiant. Chez les gens de type O, au contraire, le blé déclenche une réaction alcalinisante. Dans un cas comme dans l'autre, la réaction est indésirable. Car les personnes du groupe O ont besoin d'un tissu musculaire plutôt acide, celles du groupe A d'un tissu musculaire plutôt alcalin pour se sentir bien.

Chez les personnes du groupe A, œdèmes et bourrelets de graisse peuvent être les conséquences flagrantes d'un métabolisme paresseux.

Ce qui fait grossir les personnes du groupe A : blé (en excès), haricots beurre, haricots rouges, produits laitiers, viande.

Ce qui fait mincir les personnes du groupe A : ananas, haricots de soja, huiles végétales, légumes, préparations de soja.

La nourriture idéale du groupe A

VIANDES ET VOLAILLES		
NEUTRES	**A EVITER**	
Dindon Poulet	Abats : cœur, foie Agneau Bœuf Buffle Caille Canard Faisan Gibier (cerf/chevreuil)	Lièvre/Lapin Mouton Oie Perdrix Porc (également jambon et lard) Veau

Ce que vous devriez savoir sur la viande et les volailles

- Ne tournez pas tout de suite le dos à votre boucher. La meilleure transition, pour vous, est de diminuer peu à peu votre ration de viande.
- La « désaccoutumance » de la viande sera plus facile si vous mangez de temps en temps de la volaille et du poisson à la place de viande.
- Les saucisses, le jambon, le bacon et autres charcuteries sont également à inscrire sur la « liste rouge ». D'autant que ces produits sont des salaisons

qui contiennent du nitrite en abondance, lequel peut causer d'énormes problèmes à l'estomac faiblement acidifié des personnes de groupe A.

Ce que vous devriez savoir sur les poissons, les crustacés et les mollusques

- Vous pouvez manger du poisson deux ou trois fois par semaine – mais en petites portions seulement.
- Les espèces un peu plus grasses (colonne de gauche) vous conviennent le mieux. Avec les poissons maigres tels que le flet et la sole, vous vous heurtez de nouveau à certaines lectines. Ces protéines ignorent manifestement le tube digestif des personnes de groupe A. Et celui-ci y réagit avec passablement d'irritation.
- Les bulots ne sont pas recommandés à la consommation ; les escargots, en revanche, vous sont autorisés.
- Ils sont pourvus de lectines particulièrement efficaces qui, chez les personnes des groupes A et AB, se montrent sous leur jour favorable : il est prouvé qu'elles peuvent empêcher les cellules cancéreuses – par exemple en cas de cancer du sein – de se disséminer dans les voies lymphatiques.

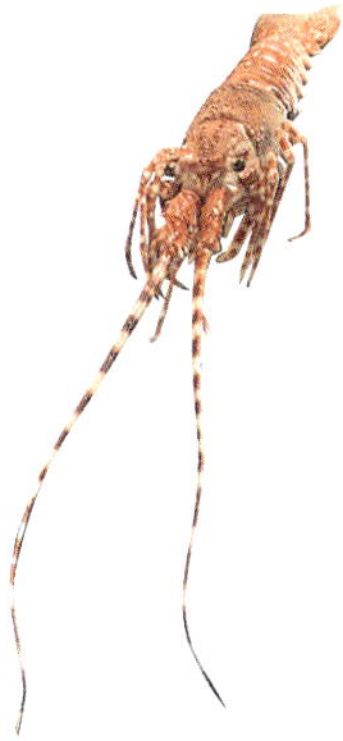

POISSONS, CRUSTACES ET MOLLUSQUES

BENEFIQUES	NEUTRES	A EVITER	
Baudroie	Bar	Aiglefin	Flet
Cabillaud	Brème	Alose	Flétan
Carpe	Brochet	Anchois	Haddock
Escargot	Daurade	Anguille	Hareng (également mariné)
Lavaret	Eperlan	Barracuda	Homard/langouste
Lotte de mer (baudroie)	Espadon	Béluga	Huîtres
Maquereau	Esturgeon	Bulot	Limande-sole
Merlan	Loup de mer	Caviar	Lotte
Mérou	Ormeau (oreille de mer)	Colin, merlu	Moules
Ombre	Perche blanche	Coquille Saint-Jacques	Pieuvre/calmar
Perche	Perche rouge	Crabe	Poisson bleu
Picarel (petit brochet)	Porgy (brème d'Amérique du Nord)	Crevette	Poisson-chat
Sardine	Rascasse du Nord (chèvre)	Ecrevisse	Sole
Saumon (non fumé)	Requin		
Truite arc-en-ciel	Thon (blanc)		
Truite saumonée			

PRODUITS LAITIERS, FROMAGES ET ŒUFS			
BENEFIQUES	**NEUTRES**	**A EVITER**	
Fromage de soja (tofu) Lait de soja	Crème aigre Fromage de brebis (feta) Fromage de chèvre Fromage fermier Glace au yaourt Képhir Lait de chèvre Mozzarella (maigre) Œufs Yaourt (également yaourt aux fruits)	Babeurre Beurre Bleu Brie Camembert Cheddar Cottage cheese Edam Emmenthal Fromage blanc Fromage fondu Fromage frais double crème	Gouda Gruyère Jarlsberg Lait écrémé Lait entier Monterey Jack Munster Neuchâtel Parmesan Provolone Sorbet/crème glacée

Ce que vous devriez savoir sur les produits laitiers, les fromages et les œufs.

- Prudence avec les produits laitiers ! Le plus souvent, les personnes de groupe A ont dans leur sang des anticorps qui sont malintentionnés envers le sucre primaire du lait entier. L'estomac et l'intestin s'en tirent mieux avec le lait de soja ou le lait de chèvre.
- L'œuf quotidien du petit déjeuner devrait bientôt appartenir au passé. Un « œuf bio » de temps en temps suffit amplement. Mais cela signifie aussi que pratiquement tout ce qui est confectionné avec des œufs ne doit apparaître que très rarement sur la table.

Ce que vous devriez savoir sur les huiles et les matières grasses

- Les graisses ne jouent pas un grand rôle dans l'alimentation des personnes de groupe A. En tout cas pas en ce qui concerne les quantités. En ce qui concerne le choix, la situation est quelque peu différente : l'huile de maïs et

HUILES ET MATIERES GRASSES		
BENEFIQUES	**NEUTRES**	**A EVITER**
Huile (de graines) de lin Huile d'olive	Huile d'arachide Huile de colza Huile de foie de morue Huile de tournesol	Beurre Huile de carthame Huile, graisse de coco Huile de graines de coton Huile de maïs Huile de sésame

l'huile de carthame, par exemple, contiennent des lectines qui peuvent causer des problèmes à la digestion.

- L'huile d'olive est beaucoup plus digeste et, comparée à l'huile de lin, sans doute le meilleur choix gustatif.
- L'huile de colza devrait être pauvre en acide érucique : en quantités assez importantes, elle est considérée comme nuisible pour la santé.
- Autre chose : les mayonnaises toutes préparées, souvent confectionnées avec des huiles diverses, devraient être autant que possible bannies de vos menus. Préparez plutôt des assaisonnements pour salade pauvres en lipides en utilisant exclusivement les huiles recommandées, bénéfiques ou neutres.

NOIX ET GRAINES			
BENEFIQUES	**NEUTRES**		**A EVITER**
Arachide (également beurre de cacahuète)	Amande	Noisette	Graine de tamarin
Graine de courge	Châtaigne	Noix de macadamia	Noix du Brésil
	Graine de pavot	Noix	Noix de cajou
	Graine de sésame (également Tahin)	Noix de hickory	Noix de coco
	Graine de tournesol	Noix de pécan	Pistache
		Pignon de pin	

Ce que vous devriez savoir sur les noix et les graines

- Vous pouvez avoir toujours des cacahuètes chez vous. Elles contiennent certaines protéines qui sont particulièrement importantes pour les végétariens.

HARICOTS ET LEGUMINEUSES		
BENEFIQUES	**NEUTRES**	**A EVITER**
Azuki	Fève cultivée (féverole)	Haricot de Lima
Graine de soja (rouge)	Fève des marais	Haricot mojette
Haricot coco	Haricot blanc	Haricot nain
Haricot cornille (blackeye)	Haricot grimpant	Haricot rouge
Haricot mungo	Haricot mange-tout	Pois chiche
Haricot noir	Petit pois	
Lentille de montagne	Pois gourmand	
Lentille (verte et rouge)		

- Tirez les cacahuètes de leur enveloppe grossière, mais consommez la fine pellicule brune : c'est en elle que se cachent les lectines utiles, celles qui préviennent le cancer.

Ce que vous devriez savoir sur les haricots et les légumineuses

- Si l'on fait abstraction des légumineuses de la colonne de droite, vous êtes du bon côté de la barrière avec les haricots et les légumineuses. Car, pour les personnes de type A, ce sont des fournisseurs de protéines de première importance.
- Mais attention avec les légumineuses à éviter : elles contiennent des lectines qui réduisent le production d'insuline. Elles vous apporteront à plus ou moins brève échéance de nouveaux bourrelets de graisse – et elles constituent en outre un facteur de risque pour le diabète sucré.

Ce que vous devriez savoir sur les céréales, les pâtes et produits céréaliers

- Privilégiez les céréales de haute qualité, provenant de l'agriculture biologique contrôlée. Elles devraient posséder une capacité germinative de 90 %.
- Si vous utilisez de la farine de blé avec germes, ou bien de la semoule de blé, vous devriez les combiner dans vos menus avec des fruits alcalinisants tels

CEREALES, PÂTES ET PRODUITS CEREALIERS

BENEFIQUES	NEUTRES		A EVITER
Amarante	Avoine :	– farine, fécule de maïs	Blé :
Farine, gruau d'avoine	– flocons d'avoine	Mil, millet :	– farine blutée
Farine de seigle	– son, gâteau d'avoine	– pain de mil, de millet	– pain, gâteau de blé dur
Pain de blé germé	Blé	– mil, millet soufflé	– semoule de blé dur
Pain de farine d'avoine germée	– boulgour	Orge (farine)	– pain azyme
Pain de germes de blé	– couscous	Pain sans gluten	– pain de blé complet
Pâte de topinambour	– farine contenant du gluten	Pain suédois	– pain de blé
Riz :	– farine de blé dur	Quinoa	– crème de blé
– farine de riz	– gruau de blé complet	Riz :	– flocons de blé
– galette de riz	– semoule de blé	– riz basmati	– germes de blé
Sarrasin :	– farine de blé avec germes	– riz complet, pain de riz complet	– son, gâteau de blé
– nouilles de sarrasin (soba)	Epeautre :	– riz soufflé	– nouilles de blé
– kacha (sarrasin grillé)	– farine, pain d'épeautre	– flocons de riz	– gruau de blé
Soja (farine et pain)	– nouilles d'épeautre	– son de riz	Pain et flocons multicéréales
	Kamut (blé égyptien)	– riz blanc	Pain de Westphalie (Pum-pernickel)
	Maïs :	– riz sauvage	
	– cornflakes	Seigle	
	– flocons de maïs	– pain, flocons de seigle	
	– gâteau de maïs	– grains de seigle	

qu'ananas, prunes, pamplemousses ou autres fruits bénéfiques du tableau des fruits. Cela réduit l'effet acidifiant dans les muscles. Car les personnes de type A ont besoin – contrairement à celles de type O – d'un tissu plus fortement alcalin pour être vraiment en forme.

- Il est important de savoir que, si vous êtes souvent enrhumé, si vous produisez beaucoup de mucus ou si vous avez tendance à avoir des crises d'asthme, les céréales complètes ne sont pas pour vous. Il en va de même si vous combattez contre les kilos superflus. Vous serez mieux servi avec les pâtisseries à base de soja ou de farine de riz.
- Veillez à ce que le pain fait de blé germé n'ait pas été cuit avec des additifs supplémentaires de céréales. Sinon, ce pain ayant la réputation d'être très digeste pourrait contenir des lectines de gluten difficiles à digérer.

LEGUMES			
BENEFIQUES	**NEUTRAL**		**A EVITER**
Ail	Algues	Fenouil	Aubergine
Artichaut	Asperge	Gingembre	Champignon de couche
Bette	Avocat	Laitue	Chou blanc
Brocoli	Betterave rouge	Mâche	Chou chinois
Carotte	Céleri	Macre (châtaigne d'eau)	Chou rouge
Chicorée	Champignons enoki, maitake, shiitake, portobello	Maïs légume	Igname
Chou feuille	Chou chinois	Navet/rutabaga	Olive noire
Chou frisé	Chou de Bruxelles	Oignon primeur	Patate douce
Chou-rave	Chou feuillu	Olive verte	Piment de Cayenne
Chou vert	Chou-fleur	Pois gourmand	Poivron (jaune, vert, rouge)
Citrouille	Cornichon, concombre	Pousse de bambou	Pommes de terre
Epinard	Courge (toutes les sortes sauf citrouille)	Pousse de fougère grand aigle	Tomate
Oignon	Courgette	Pousse de haricot mungo	
Okra	Cresson de fontaine	Radis, pousse de radis	
Panais	Daikon (radis du Japon)	Radis noir	
Persil	Echalote	Roquette	
Pissenlit	Endive	Trévise	
Poireau			
Pousses de luzerne			
Raifort			
Romaine			
Topinambour			

Ce que vous devriez savoir sur les légumes

- Des vitamines, des minéraux, des protéines, des sucres, des fibres, etc. Vous profiterez au maximum des nutriments vitaux et sains en cuisant modérément les aliments naturels ou en les mangeant crus dans toute la mesure du possible.

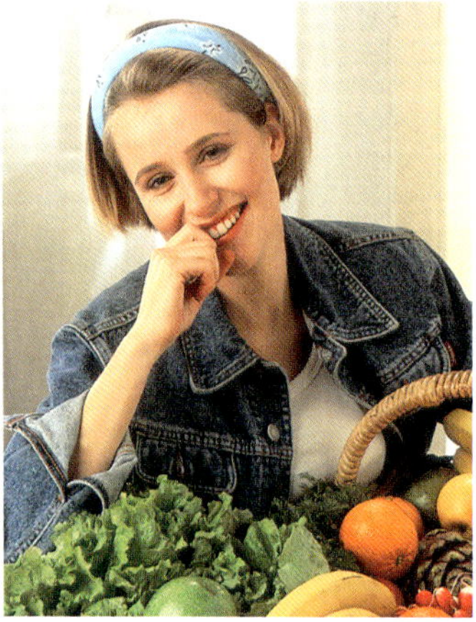

- Il existe cependant quelques légumes que les personnes du groupe A ne tolèrent pas bien. En fait partie la tomate, dont les protéines (agglutinines universelles) agglutinent aussi le sang des autres groupes. C'est cependant chez les personnes des groupes A et B qu'ils causent le plus de dommages, car ils interviennent massivement dans la digestion.
- L'ail n'est pas seulement utile contre les vampires. Cette liliacée à l'odeur forte, avec ses 200 constituants, dispense d'énormes forces de santé dont nous pouvons tous profiter. Mais cela est particulièrement notable chez les personnes de type A. Les constituants de l'ail, qui s'attaquent surtout aux bactéries et aux virus, sont bienvenus pour leur système de défense.

Ce que vous devriez savoir sur les fruits

- Il en va des fruits comme des légumes : mettez à profit les bonnes qualités des fruits. Mangez des fruits matin, midi et soir.
- Non seulement crus, mais aussi modérément préparés, par exemple sous forme de gelées et de marmelades, les fruits enrichissent votre programme alimentaire.
- Si vous mangez abondamment des produits céréaliers, il est préférable de vous en tenir aux fruits de la colonne de gauche. Ils contribuent à garder votre tissu musculaire dans un état pas trop acide.

FRUITS

BENEFIQUES	NEUTRES		A EVITER
Abricot	Baie de sureau	Kiwi	Banane
Airelle	Carambole	Kumquat	Banane plantain
Ananas	Cassis	Limette/lime	Cantaloup
Baie de Boysen (croisement de mûre sauvage et de framboise)	Datte	Litchi	Mandarine, clémentine
Cerise	Figue de Barbarie	Nectarine	Mangue
Citron	Fraise	Pastèque	Melon
Figue (fraîche et séchée)	Framboise	Pêche	Orange
Mûre	Goyave	Poire	Papaye
Myrtille	Grenade	Pomme	Rhubarbe
Pamplemousse	Groseille	Raisin (noir et blanc)	
Prune et pruneau	Groseille à maquereau	Raisin sec	
Quetsche	Kaki		
Reine-claude			

La nourriture idéale du groupe A

- Si l'ananas, en matière de digestion et de métabolisme, est votre meilleur fruit, les mangues et les papayes, qui contiennent aussi des enzymes importants, ne peuvent rien vous apporter de bon.
- Attention aux oranges : leur acide attaque la délicate muqueuse gastrique dans le milieu plutôt basique de l'estomac de type A. Bien que les pamplemousses et les citrons, apparentés aux oranges, ne manquent pas non plus d'acide, l'estomac n'a aucun problème avec eux. Au contraire. Ces agrumes, eu égard à leur effet alcalinisant, exercent au total une action très positive sur la digestion.

JUS DE FRUITS ET DE LEGUMES

BENEFIQUES	NEUTRES	A EVITER
Jus d'abricot	Cidre	Jus d'orange
Jus d'ananas	Jus d'airelle	Jus de papaye
Jus de carotte	Jus de chou pommé	Jus de tomate
Jus de céleri	Jus de concombre	
Jus de cerise	Jus de légume (des légumes recommandés)	
Jus de citron (dilué à l'eau)	Jus de pomme	
Jus de pamplemousse	Jus de raisin	
Jus de pruneau		

Ce que vous devriez savoir sur les jus de fruits et de légumes

- Diluez toujours avec de l'eau les jus épais.
- Eu égard à leur action alcalinisante, buvez fréquemment les jus bénéfiques.
- Ne mélangez pas ensemble jus de fruits et jus de légumes. Seules les pommes et les carottes peuvent compléter de temps en temps le goût de différents jus.

Ce que vous devriez savoir sur les aromates et les épices

- Comme épices, essayez les diverses préparations de soja : le tamari, une sauce très goûteuse, obtenu comme produit secondaire dans la fabrication du miso. Le miso est une pâte lactofermentée de graines de soja et de sel. Parfois, on y ajoute encore une céréale.
  L'usage du tamari est presque aussi universel que celui du vinaigre. Le miso est un additif piquant pour les soupes, les sauces, l'assaisonnement des salades et il peut être étalé en tartines sur le pain.
- Examinez attentivement l'étiquette quand vous achetez des sauces de soja :

AROMATES ET EPICES

BENEFIQUES	NEUTRES		A EVITER
Ail	Agar-agar	Miel	Aliments aigres-doux (pickles, etc.)
Gingembre	Aneth	Noix de muscade	Câpre
Malt d'orge	Anis	Origan	Gélatine
Mélasse (sirop de sucre)	Basilic	Persil	Huile de pirole
Miso (pâte de soja)	Bergamote	Piment	Ketchup à la tomate
Moutarde	Cacao/chocolat	Poudre de paprika	Mayonnaise
Tamari (sauce de soja)	Cannelle	Poudre de pulpe de caroubier	Poivre (rouge, blanc, noir)
	Cardamome	Raifort	Poivre de Cayenne
	Cerfeuil	Romarin	Sauce Worcester
	Civette/ciboulette	Safran	Vinaigre balsamique
	Clou de girofle	Sarriette des jardins	Vinaigre blanc
	Coriandre	Sauces salades	Vinaigre de cidre
	Cumin	Sauge	Vinaigre de vin (rouge et blanc)
	Curcuma	Sel	
	Curry	Sirop d'érable	
	Estragon	Sirop, fécule de maïs	
	Extrait d'algue (dulse, kelp)	Sirop de pomme	
	Extrait d'amande	Sirop de sucre	
	Farine de moutarde	Sucre (blanc et brun)	
	Fécule d'arrow-root	Tapioca	
	Feuille de laurier	Thym	
	Marjolaine	Vanille	
	Mélisse		
	Menthe (également menthe poivrée)		

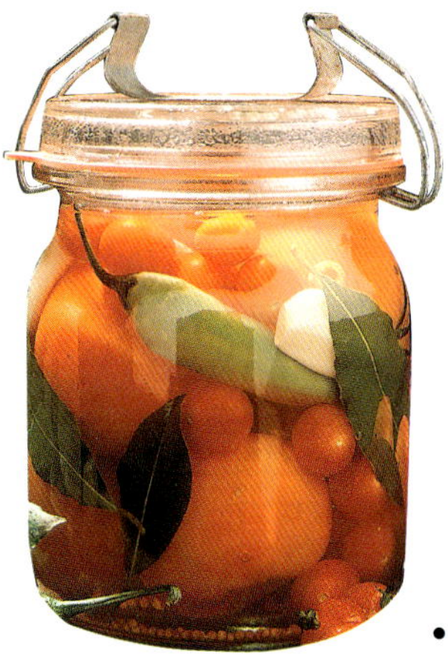

beaucoup comportent, en plus des graines de soja fermentées, du blé contenant du gluten.

- Le sucré n'est pas oublié dans votre alimentation. Mais ne faites qu'un usage très parcimonieux des fruits et légumes confits de façon aigre-douce. En ce qui concerne les mets contenant du vinaigre, les chercheurs ont en effet mis en garde les personnes de type A, comme d'ailleurs celles de type O, à cause de leurs effets acidifiants indésirables. Les gens ayant une faible acidité gastrique, selon les études effectuées, sont davantage sujets au cancer de l'estomac. D'après les statistiques, les personnes appartenant aux groupes A et AB sont les plus fréquemment frappées. Les scientifiques mettent cela en relation avec la consommation abondante d'aliments aigres, fermentés et marinés.
- Vous devriez renoncer en tout cas au ketchup de tomate. Non seule-

ment parce que du vinaigre s'y cache et que vous devriez rationner fortement ce dernier pour les raisons énoncées. Mais aussi et surtout à cause de la tomate, qui ne convient pas à votre système digestif (voir aussi à la rubrique « légumes »).

- Attention, petits gourmands : même si le sucre et le chocolat appartiennent à la catégorie des denrées alimentaires neutres, ils ne devraient être consommés qu'avec mesure.

TISANES			
BENEFIQUES	**NEUTRES**		**A EVITER**
Aloès	Achillée millefeuille	Mouron	Barbes de maïs
Aubépine	Bouleau blanc	Mûre	Cataire
Camomille	Capselle (bourse-à-pasteur)	Persil	Rhubarbe
Chardon-Marie	Feuille de fraisier	Pissenlit	Rumex crépu
Cynorrhodon	Feuille de framboisier	Racine de réglisse	Trèfle incarnat
Echinacée	Feuille de séné	Salsepareille	
Ecorce d'orme américain	Gentiane	Sauge	
Gingembre	Houblon	Sureau	
Ginseng	Hydraste du Canada	Thym	
Grande bardane	Marrube	Tussilage (pas-d'âne)	
Luzerne	Menthe (également menthe poivrée)	Verveine	
Millepertuis			
Valériane			

Ce que vous devriez savoir sur les tisanes

- Ce choix de tisanes vise à donner un peu de vigueur aux défenses immunitaires plutôt paresseuses des personnes de groupe A (par exemple avec l'aloès, la luzerne, la grande bardane et l'échinacée). Le cœur et la circulation y trouveront aussi leur compte, et la digestion se régularisera.
- Mais aucune de ces tisanes ne doit devenir une habitude. Changez souvent de sorte. Les tisanes sont des remèdes efficaces. Quand vous voulez obtenir un effet déterminé, tout est dans la quantité et dans la composition des tisanes. Renseignez-vous donc au préalable auprès de votre pharmacien ou de votre médecin pour savoir quelles tisanes des catégories « bénéfique » et « neutre » doivent être envisagées pour un mélange optimal. Dans le domaine de la phytothérapie, on fait constamment de nouvelles découvertes, que nous devrions mettre à profit.

BOISSONS		
BENEFIQUES	**NEUTRES**	**A EVITER**
Café (également café décaféiné)	Eau de table	Bière
Eau pure	Vin blanc	Boissons à base de cola
Thé vert		Limonade
Vin rouge		Limonade de régime
		Spiritueux
		Thé noir

Ce que vous devriez savoir sur les boissons

- On a pu montrer qu'un petit verre de vin rouge fait du bien au cœur et à la circulation. Des études (allemandes) récentes semblent montrer qu'il en va de même pour le vin blanc. Les recherches ne sont pas encore complètement terminées pour étayer définitivement cette vieille expérience des vignerons.
- Une tasse de café de temps en temps – voilà qui est tout à fait judicieux chez les personnes de groupe A. Le café affaiblit les acides et contient des enzymes importantes, lesquelles se trouvent aussi d'ailleurs dans les graines de soja.
- A peine croyable : ne buvez pas de café décaféiné en quantités importantes, surtout si vous avez déjà un taux important de cholestérol sanguin. Cette mixture, naguère considérée comme ménageant le cœur, doit faire monter votre taux de lipides sanguins.
- En ce qui concerne l'eau, il faut faire de nouveau une distinction subtile : par « eau pure », il faut entendre soit de l'eau de source, soit une eau minérale naturelle. L'eau de source provient d'un gisement souterrain et doit être captée directement à la source. Il n'est besoin d'aucune reconnaissance officielle. Il en va différemment de l'eau minérale naturelle : elle est pompée à de grandes profondeurs et, de par sa nature, doit contenir des minéraux et des oligo-éléments. L'eau de table est un mélange préparé industriellement à partir d'eau potable, d'eau de source et d'eau minérale. Elle peut même contenir de l'eau de mer ou des solutions colloïdales, ainsi que des additifs (par exemple du carbonate de sodium).
- A côté de l'eau pure, il convient de recommander particulièrement le thé vert. Pas seulement parce que ses constituants stimulent le système nerveux central, rendant ainsi l'activité mentale plus performante ; la boisson nationale japonaise a un certain effet protecteur sur les muqueuses, qui prévient la naissance des cancers.

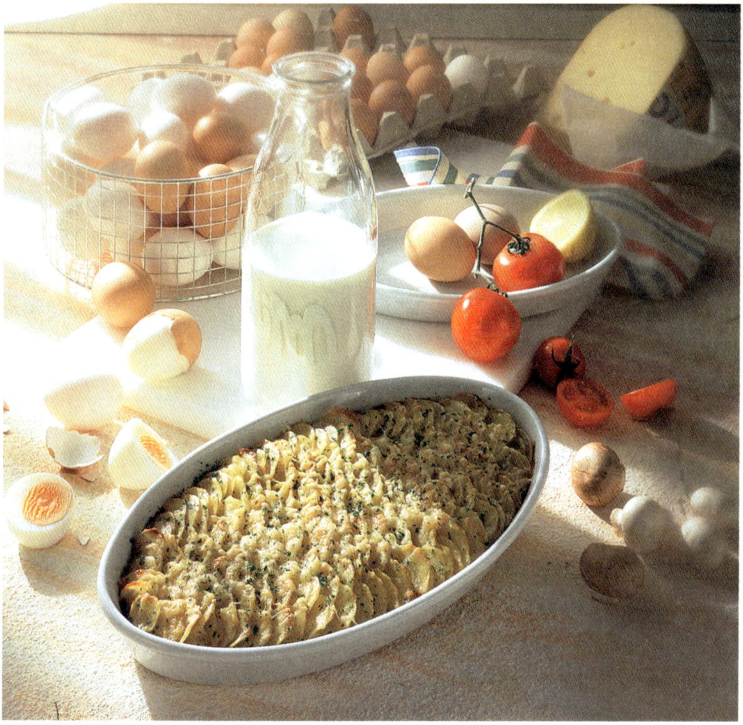

Groupe B
L'essentiel en un coup d'œil

Origine : nomades, habitants des steppes.

Système digestif : robuste. Tolère la viande (mais non le poulet !) et les produits laitiers, ainsi que la nourriture végétale.

Système immunitaire : fort et adaptable.

A recommander : nourriture mixte et équilibrée, constituée de viande, de céréales, de fruits et de légumes.

S'il s'agit de garder la ligne…

…vous ne devriez pas, tout d'abord, inclure dans vos repas le maïs, le sarrasin, les lentilles, les arachides, le sésame et les produits à base de blé. Les lectines qui parviennent dans le corps par l'intermédiaire de ces denrées alimentaires sont certes de structures très diverses, mais elles ont une chose en commun : elles sont en mesure de réduire la production d'insuline. Cette hormone pancréatique est notamment responsable de l'exploitation du sucre par les cellules. Elle stimule en outre la dégradation des hydrates de carbone et assure l'équilibre du niveau de sucre sanguin (glycémie). Ces fonctions sont compromises quand l'insuline est sécrétée en trop faible quantité. Cela peut se manifester par exemple par une grande fatigue après les repas. Les lectines du gluten, dans le germe de blé et les produits à base de blé complet, freinent aussi le métabolisme chez les personnes du groupe B. Avec pour conséquence que le corps se met en veilleuse pour brûler les aliments. Tout ce qui ne peut être transformé en énergie se dépose à plus ou moins brève échéance dans les cellules graisseuses des hanches, des fesses et du ventre.

Toutefois, les lectines du blé en elles-mêmes font beaucoup moins grossir les personnes de type B que, par exemple, celles du groupe O. Mais, quand elles s'ajoutent aux autres lectines nuisibles venant des denrées mentionnées ci-dessus, elles donnent du fil à retordre aux personnes du groupe B. C'est pourquoi les personnes de ce groupe désirant mincir devraient aussi supprimer le blé. En revanche, elles n'ont pas trop à se restreindre en ce qui concerne les produits laitiers.

Ce qui fait grossir les personnes de groupe B : le blé, les cacahuètes, les lentilles, le maïs, le sarrasin, le sésame.

Ce qui fait mincir les personnes de groupe B : le chou feuille, les œufs et les produits laitiers maigres, la tisane de réglisse, la viande.

La nourriture idéale du groupe B

VIANDES ET VOLAILLES		
BENEFIQUES	**NEUTRES**	**A EVITER**
Agneau	Abats : foie	Abats : cœur
Gibier (cerf, chevreuil)	Bœuf	Caille
Lapin/lièvre	Buffle	Canard
Mouton	Dindon	Lard (gras et entrelardé)
	Faisan	Oie
	Veau	Perdrix
		Porc
		Poulet

Ce que vous devriez savoir sur les viandes et volailles

- Renoncez complètement au poulet. Il est certes plus maigre que le bœuf. Mais cet avantage ne vous profite pas, car cette volaille renferme dans sa chair des lectines nocives – pour le groupe B. Ces lectines interviennent si massivement dans la circulation sanguine que le risque existe d'un accident cardio-vasculaire ou d'un affaiblissement du système immunitaire.
- Si vous avez du mal à vous passer de volaille, remplacez le poulet par le dindon, la dinde ou le faisan. Ces derniers sont exempts de ces lectines qui agglutinent le sang du groupe B.
- Pour être sûr, de façon générale, d'obtenir de bons produits carnés, n'achetez qu'une viande de qualité provenant d'élevage contrôlé.

POISSONS, CRUSTACES ET MOLLUSQUES

BENEFIQUES	NEUTRES	A EVITER
Aiglefin	Calmar	Anchois
Alose	Capitaine	Anguille
Baudroie (lotte de mer)	Carpe	Bar
Brème	Coquille Saint-Jacques	Barracuda
Brochet	Eperlan	Bulot
Cabillaud	Espadon	Clam
Caviar	Hareng	Crabe
Colin/merlu	(également mariné)	Crevette
Daurade	Lavaret	Ecrevisse
Esturgeon	Limande-sole	Escargot
Flet	Lotte	Homard/langouste
Maquereau	Merlan	Huître
Mérou	Ombre	Loup de mer
Flétan	Ormeau	Moule
Morue	(oreille de mer)	Poulpe
Picarel	Perche	Saumon fumé
Rascasse du Nord	Poisson bleu	
Sardine	Poisson-chat	
Sole	Requin	
Truite saumonée	Saumon	
	(non fumé)	
	Thon blanc	
	Truite arc-en-ciel	

Préférez inscrire à vos menus les poissons de haute mer comme par exemple le maquereau, la rascasse du Nord ou le colin. Ils sont moins touchés par la pollution.

Ce que vous devriez savoir sur les poissons, les crustacés et les mollusques

- Eu égard à leurs composés protéiques problématiques, il n'y a pas de crustacés ni de mollusques qui soient envisageables pour les personnes du groupe B. Les gourmets de ce groupe devraient renoncer non seulement au homard et au crabe, mais aussi à l'escargot, qui est si favorable aux personnes du groupe A et du groupe AB à cause de ses lectines particulières.
- En ce qui concerne le hareng, qui est neutre, vous pouvez même choisir le rollmops, le hareng saur et le hareng salé. Le saumon fumé n'est pas à recommander.

PRODUITS LAITIERS, FROMAGES ET ŒUFS

BENEFIQUES	NEUTRES		A EVITER
Cottage cheese	Beurre	Jarlsberg	Bleu
Crème aigre	Brie	Lait entier	Crèmes glacées
Fromage de brebis (feta)	Caillebotte	Lait de soja	Fromages fondus
Fromage de chèvre	Camembert	Monterey Jack	
Fromage fermier	Cheddar	Munster	
Glace au yaourt	Emmenthal	Neuchâtel	
Képhir	Fromage frais double crème	Parmesan	
Lait de chèvre	Fromage de soja (tofu)	Petit-lait	
Lait écrémé	Gouda	Provolone	
Mozzarella	Gruyère		
Œufs	Hollande		
Ricotta			
Yaourt (également aux fruits)			

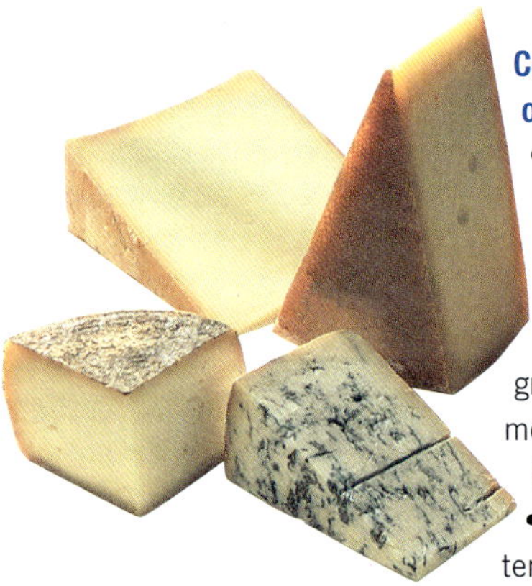

Ce que vous devriez savoir sur les produits laitiers, les fromages et les œufs

- Le lait est généralement bien digéré par les personnes du groupe B – à moins qu'il n'existe une intolérance au lactose. Dans ce dernier cas, si vous désirez enrichir de lait votre alimentation, vous pouvez avoir recours à une préparation enzymatique de lactase, qui aide la digestion. Une fois que vous avez suivi pendant un certain temps le régime du groupe B, vous pouvez peu à peu introduire les produits laitiers. Commencez par des produits à base de lait fermenté comme le yaourt ou le képhir, dans lesquels le lactose est largement dégradé.
- Les produits à base de soja comme le tofu, qui remplacent parfaitement les produits laitiers dans la plupart des cas, ne sont pas la

panacée pour les gens de type B, bien qu'ils appartiennent à la catégorie neutre. Le mieux est de vous en tenir aux autres produits laitiers recommandés ainsi qu'aux viandes et aux poissons des catégories « bénéfique » et « neutre » pour couvrir vos besoins en nutriments vitaux.

Comparé au lait de vache, le lait de chèvre est beaucoup plus riche en vitamines et en minéraux.

HUILES ET MATIERES GRASSES		
BENEFIQUES	**NEUTRES**	**A EVITER**
Beurre clarifié	Beurre	Huile d'arachide
Huile d'olive	Huile de foie de morue	Huile de carthame
	Huile (de graine) de lin	Huile de coco
		Huile de colza
		Huile de graines de coton
		Huile de maïs
		Huile de sésame
		Huile de tournesol

Ce que vous devriez savoir sur les huiles et les matières grasses

- De toutes les huiles, c'est manifestement l'huile d'olive qui se digère le mieux. Mis à part l'huile de lin, qui est neutre, et l'huile de foie de morue, pas particulièrement prisée des gourmets, toutes les autres huiles sont à exclure à cause de leurs lectines qui agglutinent le sang des personnes de groupe B.

NOIX ET GRAINES		
NEUTRES	**A EVITER**	
Amande	Arachide (également beurre de cacahuètes)	Graine de tournesol
Châtaigne	Graine de courge	Noisette
Graine de tamarin	Graine de pavot	Noix de cajou
Noix	Graine de sésame (également tahin)	Noix de coco
Noix du Brésil		Pignon de pin
Noix de hickory		Pistache
Noix de macadamia		
Noix de pécan		

Ce que vous devriez savoir sur les noix et les graines

- Pour une petite collation occasionnelle, les noix et graines neutres sont acceptables. Aucune sorte n'est particulièrement à recommander. Car beaucoup d'entre elles contiennent des protéines qui interviennent malencontreusement dans le métabolisme des gens de groupe B.

HARICOTS ET LEGUMINEUSES		
BENEFIQUES	**NEUTRES**	**A EVITER**
Haricot de Lima	Fève cultivée (féverole)	Azuki
Haricot mojette	Fève des marais	Haricot coco
Haricot nain	Graine de soja	Haricot cornille (blackeye)
	Haricot blanc	Haricot noir
	Haricot mungo	Lentille de montagne
	Haricot rouge	Lentille verte, jaune, rouge
	Petit pois	Pois chiche
	Pois gourmand	

Ce que vous devriez savoir sur les haricots et les légumineuses

- « Chaque haricot apporte sa petite touche » : cela vaut particulièrement pour les haricots recommandés. Essayez de découvrir par vous-même quels sont les haricots et graines que vous digérez bien. Car toutes les personnes de groupe B ne réagissent pas également à ces variétés de graines.

CEREALES, PÂTES ET PRODUITS CEREALIERS			
BENEFIQUES	**NEUTRES**	**A EVITER**	
Avoine	Avoine	Amarante	Maïs
– flocons d'avoine	– pain d'avoine	Blé	– cornflakes
– son d'avoine	– gâteau d'avoine	– boulgour	– farine, gâteau de maïs
– farine d'avoine	Blé	– couscous	Mélanges de plusieurs céréales
Epeautre (grains et pâtes)	– farine blutée	– farine de blé dur	Pain suédois
Millet, mil	– semoule de blé dur	– pain azyme	Pain de Westphalie (pumpernickel)
– millet cuit	– gruau de blé complet	– pain complet	Pâte de topinambour
– pain de millet	Epeautre, blé, farine	– flocons de blé	Sarrasin
Pain de blé germé	Pain de soja	– semoule de blé	– bouillie de sarrasin
Riz	Pain sans gluten	– germe de blé	– nouilles de sarrasin (soba)
– riz soufflé	Quinoa	– son, muffin de blé	– kacha (sarrasin grillé)
– son de riz	Riz	– farine de blé (sauf farine – blutée)	Seigle
– farine de riz	– riz basmati	– gruau de blé	– pain, farine de seigle
– galette de riz	– riz complet	Farine contenant du gluten	– pain de germe de seigle
– pain de riz complet	– flocons de riz	Farine d'orge	– flocons croustillants
	– riz blanc	Kamut (blé égyptien)	Riz sauvage

La nourriture idéale du groupe B

Ce que vous devriez savoir sur les céréales, les pâtes et produits céréaliers

- En ce qui concerne le blé, la situation est la même que pour le groupe O : après sa consommation, le moteur du métabolisme tourne souvent plus lentement, les calories ne sont pas suffisamment brûlées – et les kilos superflus s'accumulent à plus ou moins brève échéance.
- Préférez les produits à base de blé germé : les graines perdent leur charge nocive de lectines de gluten dès qu'un germe a commencé à pousser. Si votre boulanger hausse les épaules d'impuissance, interrogez votre magasin de produits naturels.
- Dans le seigle se cache une autre sorte de lectines qui peuvent se déposer sur la paroi des vaisseaux et perturber massivement la circulation sanguine (attaque cérébrale ou infarctus du myocarde). Les premiers signes d'une circulation perturbée sont souvent le froid aux mains et aux pieds alors que le corps reste à la température normale.
- En cas de doute, renoncez complètement aux nouilles et autres pâtes alimentaires. Avec la viande, le poisson et les produits laitiers, vous absorbez déjà les nutriments importants.

Avez-vous déjà essayé le quinoa ? Le « riz des Incas » contient beaucoup de protéines, de vitamines, de sels minéraux et d'acides gras insaturés.

LEGUMES

BENEFIQUES	NEUTRES		A EVITER
Aubergine	Ail	Fenouil	Artichaut
Betterave rouge	Algues	Gingembre	Avocat
Brocoli	Asperge	Okra	Citrouille
Carotte	Bette	Laitue	Maïs légume
Chou blanc	Céleri	Mâche	Olives (vertes et noires)
Chou de Bruxelles	Cerfeuil	Macre (châtaigne d'eau)	Pousse de soja
Chou chinois	Champignon	Navet	Radis
Chou-fleur	Chicorée	Oignon, oignon nouveau	Radis noir et ses pousses
Chou frisé	Chou-rave	Pak-choï	Tomate
Chou rouge	Ciboulette	Pissenlit	Topinambour
Igname	Concombre	Poireau	
Manioc	Courge (toutes les variétés, sauf citrouille)	Pois mange-tout	
Panais	Courgette	Pomme de terre	
Patate douce	Cresson	Pousses de bambou	
Persil	Daikon	Pousses de luzerne	
Piment doux	Echalote	Raifort	
Shiitaké	Endive	Romaine	
	Epinard	Roquette	
		Rutabaga	
		Scarole	

Ce que vous devriez savoir sur les légumes

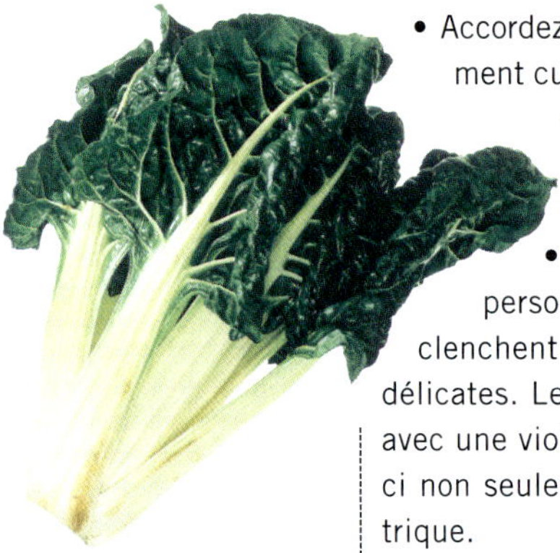

- Tandis que, pour les groupes O et A, les pommes de terre et de nombreuses sortes de chou sont largement interdites, vous pouvez y recourir.
- Accordez-vous souvent de petites portions de légumes, crus ou légèrement cuits.
- Composez vos plats le plus souvent possible avec du chou feuille. Il contient beaucoup de magnésium, qui, à maints égards, fait beaucoup de bien à votre corps.
- Evitez à tout prix les légumes de la colonne de droite. Chez les personnes de groupe B, ils perturbent le métabolisme ou bien déclenchent des réactions allergiques. Les tomates sont particulièrement délicates. Les anticorps du groupe B (et aussi ceux du type A) réagissent avec une violence extrême aux lectines contenues dans la tomate. Celles-ci non seulement agglutinent le sang, mais attaquent aussi la paroi gastrique.

Ce que vous devriez savoir sur les fruits

- Qui a tendance aux flatulences devrait manger régulièrement des ananas. Ce fruit exotique contient des enzymes (bromélaïnes) qui facilitent la digestion. L'ananas donne aussi un coup de main à votre métabolisme quand vous

FRUITS

BENEFIQUES	NEUTRES		A EVITER
Ananas	Abricot	Limes, limettes	Carambole
Airelle	Baie de Boysen (croisement de la mûre sauvage et de la framboise)	Litchi	Figue de Barbarie
Banane	Banane plantain	Mandarine	Grenade
Papaye	Cassis	Mangue	Kaki
Prune fraîche	Cerise	Melon	Rhubarbe
Quetsche	Citron	Mûre	
Raisin	Datte	Myrtille	
Reine-claude	Figue (fraîche et séchée)	Nectarine	
	Fraise	Orange	
	Framboise	Pamplemousse	
	Goyave	Pastèque	
	Groseille	Pêche	
	Groseille à maquereau	Poire	
	Kiwi	Pomme	
	Kumquat	Pruneau	
		Raisin sec	
		Sureau	

commencez à suivre le régime fondé sur le groupe sanguin et que vous devez vous habituer à une nourriture qui vous est peu familière comme la viande et le lait.

- En matière de fruits, vous êtes avantagé par rapport aux autres groupes sanguins ; le groupe B jouissant d'un bon équilibre acide-base, vous pouvez vous régaler sans problème de fruits acides.
- Mangez des fruits frais plusieurs fois par jour, dès que les espèces apparaissent sur les étals des commerçants (ou arrivent à maturité dans votre jardin). Dans beaucoup de supermarchés, c'est pratiquement toujours « la saison », les fruits arrivant de tous les grands pays.

JUS DE FRUITS ET DE LEGUMES			
BENEFIQUES	**NEUTRES**		**A EVITER**
Jus d'airelle Jus d'ananas Jus de chou Jus de papaye Jus de raisin	Jus d'abricot Jus de carotte Jus de céleri Jus de cerise noire Jus de citron (dilué à l'eau) Jus de concombre	Jus des légumes bénéfiques Jus d'orange Jus de pamplemousse Jus de pomme, cidre Jus de pruneau	Jus de tomate

Ce que vous devriez savoir sur les jus de fruits et de légumes

- Mis à part le jus de tomate, qui est à bannir dans le groupe B à cause de la réaction massive des anticorps, vous pouvez boire tous les jus de fruit à votre guise.
- Autant que possible, ne mélangez pas jus de fruits et jus de légumes. Seules la carotte et la pomme sont compatibles comme éléments de cocktail.

Ce que vous devriez savoir sur les aromates et les épices

- Tous les épices ne sont pas également bien tolérés. Les personnes allergiques, surtout, devraient, au début de leur régime alimentaire fondé sur le groupe sanguin, utiliser avec retenue les épices classées comme « neutres ».
- Rayez de la liste de vos condiments le poivre moulu blanc et noir ainsi que le ketchup à la tomate. Les lectines qu'ils contiennent agglutinent les plaquettes du sang.
- Le malt et la cannelle devraient également être évités, parce que ces épices s'attaquent fréquemment à l'estomac des personnes du groupe B.
- Le sucre et le chocolat, tout comme le miel, peuvent adoucir votre vie à l'occasion comme condiments neutres.

AROMATES ET EPICES			
BENEFIQUES	**NEUTRES**		**A EVITER**
Curry	Agar-agar	Moutarde (également farine de moutarde)	Cannelle
Gingembre	Ail	Noix de muscade	Extrait d'amande
Persil	Algues (extrait)	Origan	Fécule d'arrow-root
Piment de Cayenne	Aneth	Paprika (poudre)	Fécule de maïs
Raifort	Anis	Piment	Gélatine
	Basilic	Poivre en grains	Ketchup
	Bergamote	Romarin	Malt d'orge
	Cacao/chocolat	Safran	Poivre moulu, blanc et noir
	Câpre	Sarriette des jardins	Sirop de maïs
	Cardamome	Sauce de soja (tamari)	Tapioca
	Caroube (poudre)	Sauce Worcester	
	Carvi	Sauge	
	Cerfeuil	Sel	
	Ciboulette, civette	Sirop d'érable	
	Clou de girofle	Sirop de riz	
	Coriandre	Sirop de riz complet	
	Cumin	Sucre (blanc et brun)	
	Curcuma	Tamarin	
	Estragon	Thym	
	Laurier	Vanille	
	Marjolaine	Vinaigre balsamique	
	Mélasse	Vinaigre de cidre	
	Menthe (également menthe poivrée)	Vinaigre de vin (rouge et blanc)	
	Miel		
	Miso (pâte de soja)		

- N'utilisez qu'avec parcimonie le sirop d'érable. Il est constitué de sucre à 65 %.
- Le vinaigre, très prisé chez nous actuellement, est classé comme condiment neutre pour les personnes de groupe B par les chercheurs américains groupés autour du Dr D'Adamo. Soit. Tous les autres groupes sanguins, disent les spécialistes, devraient renoncer complètement à ce condiment acide. Etant donné que les gens de groupe B ont hérité de leurs ancêtres un système digestif extrêmement robuste, le vinaigre pourra, au moins de temps en temps, ajouter à l'assaisonnement de la salade ou au plat de poisson sa note piquante bien connue.

La nourriture idéale du groupe B

TISANES			
BENEFIQUES	**NEUTRES**		**A EVITER**
Cynorrhodon	Achillée millefeuille	Millepertuis	Aloès
Framboisier (feuilles)	Aubépine	Mouron	Bouillon-blanc
Gingembre	Bardane	Mûre	Capselle (bourse-à-pasteur)
Ginseng	Bouleau blanc	Orme (aubier)	Gentiane
Grande bardane	Camomille	Piment de Cayenne	Houblon
Menthe poivrée	Cataire	Pissenlit	Hydraste du Canada
Persil	Chardon-Marie	Rumex crépu	Maïs (barbes)
Réglisse	Chêne blanc (aubier)	Salsepareille	Rhubarbe
Sauge	Echinacée	Sureau	Scutellaire
	Fraisier (feuilles)	Thé vert	Séné (feuille)
	Luzerne	Thym	Tilleul (fleur)
	Marrube blanc	Valériane	Trèfle incarnat
	Menthe	Verveine	Tussilage (pas-d'âne)

Ce que vous devriez savoir sur les tisanes

Les nombreux constituants de la tisane de réglisse empêchent la chute de la glycémie et renforcent les défenses du système immunitaire en tant qu'antiviraux. En médecine naturelle, on apprécie en outre depuis longtemps ses effets expectorants, anti-inflammatoires, antispasmodiques et laxatifs.

BOISSONS		
BENEFIQUES	**NEUTRES**	**A EVITER**
Eau pure (eau de source, eau minérale)	Bière	Boissons à base de cola
Thé vert	Café (également décaféiné)	Limonade
	Cidre	Limonade de régime
	Eau de table	Spiritueux
	Thé noir	
	Vin (blanc et rouge)	

Ce que vous devriez savoir sur les boissons

- Outre les boissons mentionnées dans ce tableau, vous pouvez naturellement encore étancher votre soif au moyen des jus de fruits et de légumes bénéfiques et neutres, ainsi qu'avec les tisanes.
- Essayez de remplacer progressivement le café et le thé noir par le thé vert. Outre des vitamines (notamment B et K), il contient d'ailleurs aussi une part de théine (caféine), qui toutefois stimule sans énerver.

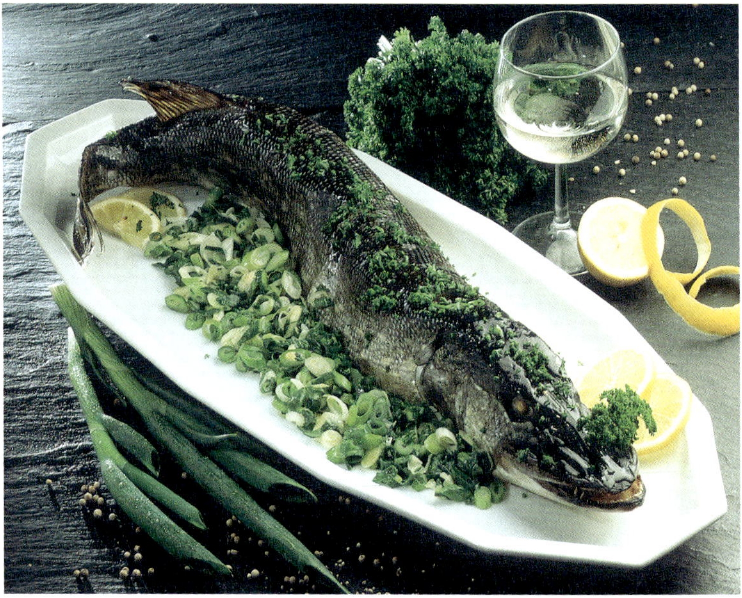

Groupe AB
L'essentiel en un coup d'œil

Origine : Caucasiens, Mongols.

Système digestif : tolère une nourriture variée et équilibrée, en quantités modérées.

Système immunitaire : doué d'une extraordinaire faculté d'adaptation.

A recommander : viandes, poissons, produits laitiers (fermentés), légumineuses, céréales, fruits et légumes.

S'il s'agit de garder la ligne…

…n'inscrivez pas sur votre liste de courses les haricots beurre, les haricots rouges, le maïs, les noix et les graines, le sarrasin et la viande. Etant donné que le groupe AB est une alliance moderne des types A et B, il a hérité quelque chose de l'un et de l'autre. Les aliments que les personnes de type A ou de type B digèrent bien ou mal sont généralement supportés de la même manière par le type AB. Mais, ici encore, les exceptions confirment la règle : il existe certaines lectines, par exemple dans les tomates, qui agglutinent le sang des groupes A et B. Mais, constatation étonnante, elles s'abstiennent avec le sang du groupe

AB. Ceux qui possèdent ce groupe peuvent donc déguster des tomates dans toutes leurs variations. Avec le gluten du blé, la digestion s'en sort également mieux que chez les groupes O, A ou B. Mais oubliez le blé si vous pesez trop lourd. Il a tendance à acidifier le tissu musculaire. Et les calories, chez vous, fondent mieux quand votre tissu musculaire est légèrement alcalin.

Ce qui fait grossir les personnes de groupe AB : le blé, les haricots beurre, les haricots rouges, le maïs, les noix et graines, le sarrasin, la viande rouge.

Ce qui fait mincir les personnes de groupe AB : l'ananas, le chou feuille, le poisson, les produits laitiers, le tofu.

La nourriture idéale du groupe AB

VIANDES ET VOLAILLES			
BENEFIQUES	**NEUTRES**	**A EVITER**	
Agneau	Abat : foie	Abat : cœur	Lard (gras et entrelardé)
Dindon, dinde	Faisan	Bacon	Oie
Lapin/lièvre		Bœuf	Perdrix
Mouton		Buffle	Porc (également jambon)
		Caille	Poulet
		Canard	Veau
		Gibier (cerf/chevreuil)	

Ce que vous devriez savoir sur les viandes et les volailles

- Vous ne devez renoncer à la viande en aucun cas. Car enfin, la viande, la volaille et le gibier fournissent d'importantes vitamines du complexe B, des vitamines A, D et E, des minéraux tels que le magnésium, le potassium et le calcium ainsi que des oligo-éléments tels que le phosphore, le fer, le sélénium, le manganèse et l'iode. Les protéines de grande valeur venant de la viande sont assimilées presque intégralement. Vous pouvez donc manger de la viande deux ou trois fois par semaine : des mini-portions toutefois, prises dans la catégorie « bénéfique » ou, à la rigueur, « neutre » (faisan). Cela facilite une digestion complète, par l'organisme, des protéines animales. Les personnes de groupe AB, comme celles du groupe A, produisent peu de suc gastrique. Pour cette raison, il est préférable pour vous de rayer de vos menus les poissons fumés et les salaisons.
- Les séquelles que vous avez héritées du groupe B font que poulets et coquelets ne sont pas digestibles pour vous. Les lectines qu'ils contiennent agglutinent aussi le sang du type AB.

- Ne consommez que très exceptionnellement des abats tels que foie et cœur ; ils ne devraient provenir que d'animaux jeunes, car leurs organes n'ont pas encore eu le temps d'accumuler en grosses quantités les indésirables métaux lourds.

POISSONS, CRUSTACES ET MOLLUSQUES		
BENEFIQUES	**NEUTRES**	**A EVITER**
Alose	Calmar	Anchois
Baudroie	Carpe	Anguille
Brochet	Caviar	Bar
Cabillaud	Coquille Saint-Jacques	Barracuda
Colin, merlu	Eperlan	Bulot
Daurade	Espadon	Clam
Escargot	Hareng frais	Crabe
Esturgeon	Limande-sole	Crevette
Maquereau	Lotte	Ecrevisse
Mérou	Merlan	Flet
Picarel (petit brochet)	Moule	Flétan
Rascasse du Nord (chèvre)	Ombre	Grenouille
Sardine	Ormeau	Haddock
Thon blanc	Perche	Hareng saur
Truite arc-en-ciel	Poisson bleu	Homard/langouste
Truite saumonée	Poisson-chat	Huître
	Requin	Poulpe
	Saumon	Saumon fumé
		Sole

Ce que vous devriez savoir sur les poissons, les crustacés et les mollusques

- Quelques poissons et fruits de mer contiennent des lectines qui donnent du fil à retordre au sang de type AB, comme à celui de type A. Celles de la sole et du flet, par exemple, ne sont acceptées ni par le groupe A ni par le groupe AB.
- Même si les escargots, jusqu'ici, n'ont pas fait partie de vos mets favoris, essayez-les à la première occasion. Ces bouchées minuscules, certes, n'apaisent pas la faim, mais elles ont en revanche à offrir des lectines particulières, qui peuvent être importantes pour les défenses immunitaires des personnes appartenant aux groupes A et AB (par exemple dans le combat contre le cancer).

  Les bulots n'ont rien à apporter de semblable. Au contraire. Ils font partie des aliments que vous ne devriez pas consommer.

La nourriture idéale du groupe AB

Ce que vous devriez savoir sur les produits laitiers, les fromages et les œufs

- Il ne faut pas perdre de vue certaines analogies entre les groupes A et B : Des produits laitiers fermentés comme le yaourt ou le képhir sont bien tolérés, comme chez les personnes de groupe A. Le petit-lait, obtenu comme sous-produit dans la fabrication du fromage, n'est pas aussi idéal, eu égard à quelques-uns de ses constituants. Le babeurre, qui contient tous les nutriments du lait sauf les lipides – et par conséquent aussi quelques lectines problématiques —, devrait même être complètement évité (à ne pas confondre avec le lait caillé, qui, comme le yaourt, est produit par l'addition de certains ferments lactiques).
- Si vous avez souvent des problèmes au niveau des bronches, des sinus nasaux ou des oreilles (otites), limitez votre consommation de produits laitiers, car ceux-ci entraînent une surproduction de mucosités.
- Mangez un œuf de temps en temps pour couvrir vos besoins en protéines. Les lectines de la chair du poulet ne se retrouvent pas dans les œufs.

Si le tofu est pour vous trop fade, assaisonnez-le copieusement d'ail ou de gingembre.

PRODUITS LAITIERS, FROMAGES ET ŒUFS			
BENEFIQUES	**NEUTRES**		**A EVITER**
Cottage cheese	Caillebotte	Gruyère	Babeurre
Crème aigre (maigre)	Cheddar	Hollande	Beurre
Fromage de brebis (feta)	Colby	Lait écrémé	Bleu
Fromage de chèvre	Emmenthal	Lait de soja	Brie
Fromage fermier	Fromage frais double crème	Munster	Camembert
Képhir	Fromage de soja (tofu)	Neuchâtel	Crème glacée
Lait de chèvre	Glace au yaourt	Œufs	Fromage fondu
Mozzarella	Gouda	Petit-lait	Lait entier
Ricotta			Parmesan
Yaourt			Provolone

Ce que vous devriez savoir sur les huiles et les matières grasses

- Même si parfois votre demande en protéines animales est plus forte que ne l'autorise votre faible production de suc gastrique, vous devriez préférer aux graisses animales l'huile d'olive, qui est riche en acides gras insaturés.
- Choisissez une huile de colza qui soit pauvre en acide érucique. Ce dernier est considéré comme nocif en quantités importantes.

HUILES ET MATIERES GRASSES		
BENEFIQUES	**NEUTRES**	**A EVITER**
Huile d'olive	Beurre clarifié Huile d'arachide Huile de colza Huile de foie de morue Huile (de graines) de lin	Beurre Huile de carthame Huile, graisse de coco Huile de graines de coton Huile de germe de maïs Huile de sésame Huile de tournesol

Ce que vous devriez savoir sur les noix et les graines

- De temps en temps, grignoter quelques noix et graines aide à couvrir les besoins en protéines. Mais attention : les lectines qu'elles contiennent nuisent, chez les personnes de groupe B, à la sécrétion de l'insuline. Et comme le type AB a hérité quelques traits des groupes A et B, noix et graines pourraient chez vous avoir une répercussion défavorable sur la digestion et le métabolisme.

NOIX ET GRAINES		
BENEFIQUES	**NEUTRES**	**A EVITER**
Arachide (également beurre de cacahuète) Châtaigne Noix	Amande Graines de tamarin Noix de Brésil Noix de cajou Noix de hickory Noix de macadamia Pignons de pin Pistache	Graine de courge Graine de pavot Graine de sésame (également tahin) Graine de tournesol Noisette Noix de coco Noix de pécan

Ce que vous devriez savoir sur les haricots et les légumineuses

- Ici, les deux prédécesseurs (groupes A et B) n'ont pas toujours laissé leurs traces. Les lentilles de montagne et les haricots cocos sont bienvenus pour le type AB, alors que les anticorps du groupe B ont une grande aversion pour les lectines qu'ils contiennent.

La nourriture idéale du groupe AB

HARICOTS ET LEGUMINEUSES			
BENEFIQUES	**NEUTRES**		**A EVITER**
Graine de soja (rouge)	Fève des marais	Lentille de montagne	Azuki
Haricot coco	Graine de tamarin	Lentille rouge	Fève (féverole)
Haricot mojette	Haricot blanc	Petit pois	Haricot cornille (blackeye)
Haricot rouge	Haricot mange-tout	Pois gourmand	Haricot de Lima
Lentille verte	Haricot mungo		Haricot nain
			Haricot noir
			Haricot rouge
			Pois chiche

CEREALES, PÂTES ET PRODUITS CEREALIERS		
BENEFIQUES	**NEUTRES**	**A EVITER**
Avoine (flocons, son, farine)	Amarante	Boulgour
Blé	Blé	Kamut (blé égyptien)
– pain de blé germé	– farine blutée	Maïs
– pain de germe de blé	– couscous	– cornflakes
– farine avec germes	– semoule de blé dur	– farine, fécule de maïs
Epeautre	– farine de blé dur	– muffins de farine de maïs
Millet (pain, bouillie)	– pain azyme	Orge (farine)
Pain de germes	– pain de blé complet	Sarrasin
Pain suédois	– farine de blé complet	– nouille de sarrasin (soba)
Riz	– gruau de blé complet	– kacha (sarrasin grillé)
– riz basmati	– berme de blé	Topinambour (pâte)
– riz naturel	– son, gâteau de blé	
– riz soufflé	– farine, pain de blé	
– son, farine de riz	– gruau de blé	
– galette de riz	Epeautre (pain, farine)	
– pain de riz complet	Farine contenant du gluten	
– riz blanc et riz sauvage	Orge (graines)	
Seigle	Pain multicéréales	
– pain de germes de seigle	Pain sans gluten	
– flocons croustillants	Pain de Westphalie (Pumper-nickel)	
– pain, farine de seigle	Quinoa	
Soja (pain)	Riz (flocons)	
	Soja (flocons, granulés)	
	Son d'avoine (muffins, pain)	

Les graines d'amarante peuvent être moulues pour la fabrication de pain et de pâtisseries. Les pousses et les feuilles ont bon goût en salade.

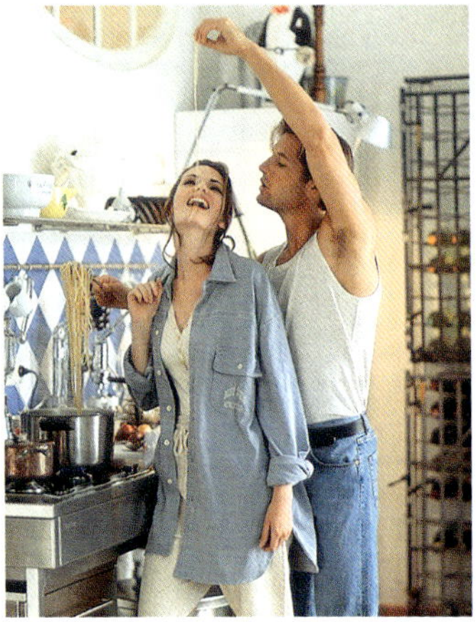

Ce que vous devriez savoir sur les céréales, les pâtes et les produits céréaliers

- Pour ce qui est du blé, les règles sont les mêmes que pour les personnes de type A : mangez le moins possible de blé. La raison en est que le germe du grain de blé modifie l'équilibre acido-basique. La conséquence en est que, chez les personnes de types A et AB, le système musculaire réagit en s'acidifiant quelque peu ; chez les personnes de type O et B, en revanche, il réagit de façon plutôt alcaline – ce qui n'est pas souhaitable dans un cas comme dans l'autre. Ce que peuvent digérer les personnes de groupe AB, ce sont les germes de blé qui ont déjà formé des pousses.

Ce que vous devriez savoir sur les légumes

- Certes, les tomates ne sont pas au hit-parade des légumes recommandés, mais elles sont quand même en réserve. Alors que les lectines de cette solanacée ne s'entendent pas du tout avec le sang des personnes des types A et B, elles se font curieusement discrètes chez les personnes de type AB. Et le sang de type O peut manifestement aussi en venir à bout.
- Mangez souvent et copieusement des légumes et de la salade. Les

LEGUMES

BENEFIQUES	NEUTRES		A EVITER
Ail	Algues	Fenouil	Artichaut
Aubergine	Asperge	Gingembre	Avocat
Betterave rouge	Bambou (pousses)	Laitue	Haricot mungo (pousses)
Brocoli	Bette	Mâche	Maïs
Céleri	Carotte	Macre (châtaigne d'eau)	Olive noire
Champignon maitaké	Champignons (shiitaké, etc.)	Navet	Piment de Cayenne
Chou-fleur	Chicorée	Oignon	Poivron jaune, rouge, vert
Chou feuille	Chou blanc	Oignon primeur	Radis (également fanes)
Chou vert	Chou de Bruxelles	Okra	Radis noir (également fanes)
Concombre	Chou chinois	Olive verte	Soja (pousses)
Igname	Chou-rave	Pak-choï	Topinambour
Luzerne (pousses)	Chou rouge	Poireau	
Panais	Courge (toutes variétés)	Pomme de terre	
Patate douce	Courgette	Raifort	
Persil	Cresson	Romaine	
Pissenlit	Daikon (radis du Japon)	Roquette	
	Echalote	Rutabaga	
	Endive	Scarole	
	Epinard	Tomate	
		Trévise	

La nourriture idéale du groupe AB

FRUITS			
BENEFIQUES	**NEUTRES**		**A EVITER**
Airelle	Abricot	Mandarine	Banane
Ananas	Baie de Boysen (croisement de la mûre sauvage et de la framboise)	Melon	Carambole
Cerise	Banane plantain	Mûre	Figue de Barbarie
Citron	Cantaloup	Myrtille	Goyave
Figue (fraîche et séchée)	Cassis	Nectarine	Grenade
Groseille à maquereau	Datte	Papaye	Kaki
Kiwi	Fraise	Pastèque	Mangue
Pamplemousse	Framboise	Pêche	Noix de coco
Prune	Groseille	Poire	Orange
Quetsche	Kumquat	Pomme	Rhubarbe
Reine-claude	Litchi	Pruneau	
Raisin (blanc et noir)	Limette, lime	Raisin sec	
		Sureau (baie)	

substances biologiques actives et curatives de cette nourriture végétale riche en vitamines profitent particulièrement au système immunitaire – souvent faible – des gens de groupe sanguin AB.

Ce que vous devriez savoir sur les fruits

- L'orange perturbe l'absorption des minéraux dans le tube digestif et, en outre, elle irrite la délicate muqueuse gastrique que possèdent les personnes de type AB. C'est pourquoi – tout comme vos congénères de type A, vous devriez autant que possible renoncer aux oranges.
  Une excellente alternative réside dans le pamplemousse, qui, bien qu'appartenant à la catégorie des agrumes et possédant une fine acidité, n'attaque pas la paroi gastrique.
- La banane, normalement considérée comme extrêmement digeste, est également un fauteur de troubles pour votre digestion. Mais ici ce ne sont pas les acides des fruits, ce sont les lectines spécifiques des groupes sanguins qui, chez le type AB, se heurtent à une résistance acharnée. On la remplacera avantageusement par d'autres fruits riches en potassium tels que l'abricot, la figue, la cerise ou la pastèque.

Ce que vous devriez savoir des jus de fruits et de légumes

- Un verre d'eau chaude additionné du jus d'un demi-citron pris chaque matin – nous apprend le Dr D'Adamo – libère les personnes de type AB des mucosités superflues.

JUS DE FRUITS ET DE LEGUMES			
BENEFIQUES	**NEUTRES**		**A EVITER**
Jus d'airelle rouge Jus de carotte Jus de céleri Jus de cerises douces Jus de chou Jus de papaye Jus de raisin	Cidre Jus d'abricot Jus d'ananas Jus de citron (dilué à l'eau) Jus de concombre	Jus de légumes recommandés Jus de pamplemousse Jus de pomme Jus de pruneau Jus de tomate	Jus d'orange

Ensuite, il conviendrait de boire un jus dilué de pamplemousse ou de papaye. Pour le reste, les jus bénéfiques devraient aussi être vos favoris.

- Autre recommandation : ne mélangez pas les jus de fruits et les jus de légumes. Seuls les jus de pomme et de carotte peuvent être rajoutés sans problème à tous les autres jus. Quand vous faites des mélanges, veillez à ce que les jus des légumes verts soient toujours combinés avec des sortes de légumes doux, par exemple persil et épinard avec céleri ou carotte.

AROMATES ET EPICES			
BENEFIQUES	**NEUTRES**		**A EVITER**
Ail Curry Miso (pâte de soja) Persil Raifort	Agar-agar Algues (extrait) Aneth Arrow-root (fécule) Basilic Bergamote Cacao/chocolat Cannelle Cardamome Caroube (poudre) Cerfeuil Ciboulette Clou de girofle Coriandre Cumin Curcuma Estragon Gingembre (poudre) Laurier (feuille) Marjolaine Mélasse	Menthe (menthe poivrée) Miel Moutarde (également farine) Noix de muscade Paprika Piment Romarin Safran Sarriette des jardins Sauge Sel Sirop d'érable Sucre Tamari (sauce de soja) Thym Vanille Vinaigre balsamique Vinaigre de cidre Vinaigre de vin (rouge)	Aliments aigres-doux (pickles) Amande (extrait) Anis Câpre Fécule de maïs Gélatine Ketchup Malt d'orge Piment Poivre (poivre en grain, poivre de Cayenne) Sauce Worcester Sirop de maïs Tapioca Vinaigre blanc

La nourriture idéale du groupe AB

Ce que vous devriez savoir sur les aromates et les épices

- Les recommandations concernant le régime ne se fondent pas seulement sur les lectines alimentaires qui déclenchent des actions spécifiques aux groupes sanguins. Les personnes de groupe AB devraient renoncer à beaucoup d'épices et de condiments, ne serait-ce qu'à cause de leur tube digestif extrêmement délicat. La question de savoir si le vinaigre fait partie des condiments nuisibles fait l'objet de controverses chez les scientifiques. Seules des quantités trop importantes peuvent perturber l'équilibre acido-basique, pensent les uns. Le vinaigre est acidifiant, avertit le Dr D'Adamo, qui conseille de l'éviter aux personnes de groupe AB. Le mieux est que vous découvriez par vous-même comment vous tolérez le vinaigre. Si vous avez assez souvent des problèmes d'estomac, n'usez du vinaigre que très parcimonieusement – ou écartez-le complètement.
- La mayonnaise et l'assaisonnement de salade – en petites quantités – vous sont autorisés.

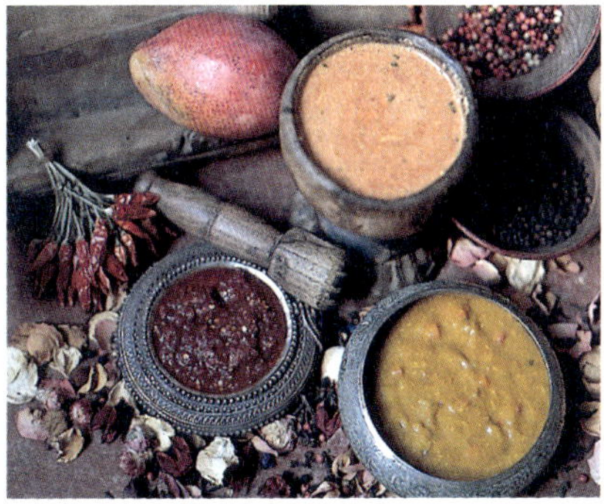

Ce que vous devriez savoir sur les tisanes

- Aucune tisane, même si vous la trouvez excellente, n'est propre à une consommation permanente. Nous sommes encore loin d'avoir exploré tous les constituants des herbes.
  A côté des effets recherchés, des effets secondaires pourraient apparaître sur le long terme.
- N'édulcorez votre tisane que si c'est absolument nécessaire.

TISANES

BENEFIQUES	NEUTRES		A EVITER
Aubépine	Achillée millefeuille	Mûre	Aloès
Bardane	Bouleau blanc	Orme (aubier)	Bouillon-blanc
Camomille	Chêne blanc (aubier)	Persil	Capselle (bourse-à-pasteur)
Cynorrhodon	Framboisier (feuilles)	Pissenlit	Gentiane
Echinacée	Hydraste du Canada	Rumex crépu	Houblon
Fraisier (feuilles)	Marrube blanc	Salsepareille	Maïs (barbes)
Gingembre (séché)	Menthe (également cataire)	Sauge	Rhubarbe
Ginseng	Menthe poivrée	Sureau	Scutellaire
Grande bardane	Millepertuis	Thym	Séné (feuille)
Luzerne	Mouron	Valériane	Tilleul (fleur)
Réglisse		Verveine	Trèfle incarnat
Thé vert			

Pour tous les groupes sanguins, les aliments les plus digestes en un seul coup d'œil de A à Z

Agneau O, B, AB
Aiglefin B
Ail O, A, AB
Airelle A, B, AB
Algues O
Algues (extrait) O
Aloès A
Alose O, B, AB
Amarante A
Ananas A, B, AB
Arachide/beurre de cacahuète A, AB
Artichaut O, A
Aubergine B, AB
Azuki O, A

Baie de Boysen (croisement de la mûre sauvage et de la framboise) A
Banane B
Baudroie A, B, AB
Bette O, A
Betterave rouge B, AB
Beurre clarifié B
Bœuf O
Brochet O, B, AB
Brocoli O, A, B, AB
Buffle O

Cabillaud O, A, B, AB
Café (y compris décaféiné) A, AB
Camomille A, AB
Carotte A, AB
Caroube (poudre) O
Carpe A
Caviar B
Cerise A, AB
Céleri AB
Champignon maitake AB
Champignon shiitake B
Chardon-Marie A
Châtaigne AB
Chicorée O, A
Chou blanc B
Chou de Bruxelles B
Chou chinois B
Chou feuille O, A, B, AB
Chou-fleur B, AB
Chou frisé O, A, B
Chou-rave O, A
Chou rouge B
Chou vert O, A, B, AB
Citron A, AB
Citrouille (potiron) O, A
Cœur (abat) O
Colin, merlu O, B, AB
Concombre AB
Cottage cheese B, AB
Crème aigre (maigre) B, AB
Curcuma O
Curry O, B, AB
Cynorrhodon O, A, B, AB

Dindon, dinde AB
Dolic (haricot) A

Eau O, A, B, AB
Eau citronnée A
Echinacée A, AB
Epeautre B, AB
Epinard O, A
Escargot A, AB
Espadon O
Esturgeon O, B, AB

Farine d'avoine A, B, AB
Farine blé avec germes AB
Farine de riz A, B, AB
Farine de seigle A, AB
Farine de soja A
Fenugrec O
Feuille de fraisier AB
Feuille de framboisier B
Figue (fraîche et séchée) O, A, AB
Flet B
Flétan O, B
Flocons d'avoine B, AB
Flocons croustillants de seigle AB
Fromage de brebis (feta) B, AB
Fromage de chèvre B, AB
Fromage fermier B, AB
Fromage de soja (tofu) A

Galette de riz A, B, AB
Gibier (cerf/chevreuil) O, B
Gingembre A, B
Ginseng A, B, AB
Glace au yaourt B
Graines de courge O, A
Graines de tamarin B
Grande bardane A, B, AB
Groseille à maquereau AB

Hareng O
Haricot coco O, A, AB
Haricot cornille (blackeye) O, A
Haricot de Lima B
Haricot mungo A
Haricot nain A, B
Haricot noir A
Haricot rouge AB
Haricot vert A
Houblon O
Huile de (graine de) lin O, A
Huile d'olive O, A, B, AB

Igname B, AB

Pour tous les groupes sanguins

Jus d'abricot A
Jus d'airelle B, AB
Jus d'ananas O, A, AB
Jus de carotte A, AB
Jus de céleri A, AB
Jus de cerise O, A, AB
Jus de chou B, AB
Jus de pamplemousse A
Jus de papaye B, AB
Jus de pruneau O, A
Jus de raisin B, AB

Képhir B, AB
Kiwi AB

Lait de chèvre B, AB
Lait écrémé B
Lait de soja A
Lapin/lièvre B, AB
Lavaret O, A
Lentille de montagne A
Lentille rouge A
Lentille verte A, AB
Luzerne A, AB

Malt d'orge A
Maquereau O, A, B, AB
Mélasse A
Menthe poivrée O, B
Mérou A, B, AB
Millepertuis A
Millet B, AB
Miso A, AB
Mouron O
Moutarde A
Mouton O, B, AB
Mozzarella B, AB
Mûre O
Mûre sauvage A
Myrtille A

Noix O, AB
Noix de pécan B

Œuf B
Ombre A
Oignon O, A
Orme (aubier) O, A
Okra O, A

Pain de blé germé A, B, AB
Pain de germe de blé A, AB
Pain de germe de seigle AB
Pain de riz AB
Pain de riz complet B, AB
Pain de seigle AB
Pain de soja A, AB
Pain suédois AB
Pamplemousse A, AB
Panais O, A, B, AB
Papaye B
Patate douce O, B, AB
Perche O, A
Persil O, A, B, AB
Picarel (petit brochet) A, B, AB
Piment cayenne B
Pissenlit O, A, AB
Poireau O, A
Poisson bleu O, B
Poivre de Cayenne O, B
Poivron rouge O
Porgy (brème d'Amérique du Nord) B
Pousse de luzerne A, AB
Prune (fraîche et séchée) O, A, B, AB

Quetsche O, A, B, AB

Raifort O, A, B, AB
Raisin B, AB
Rascasse du Nord (chèvre) B, AB
Réglisse B, AB
Reine-claude O, A, B, AB
Ricotta B, AB
Riz basmati AB
Riz blanc AB
Riz naturel AB
Riz sauvage AB
Riz soufflé B, AB

Salsepareille O
Sardine O, A, B, AB
Sarrasin (également grillé, kacha) A
Sauge B
Saumon O, A
Scarole O
Soba (nouilles de sarrasin) A
Soja rouge (graines) A, AB
Sole O, B
Son d'avoine B, AB
Son de riz B, AB

Tamari A
Thon blanc AB
Tilleul (fleur) O
Tofu A
Topinambour O, A
Truite arc-en-ciel O, A, AB
Truite saumonée A, B, AB

Valériane A
Veau O
Vin rouge A

BOISSONS		
BENEFIQUES	**NEUTRES**	**A EVITER**
Café (également décaféiné) Eau pure (eau de source, eau minérale) Thé vert	Bière Eau de table (également sodée) Vin (blanc et rouge)	Boissons à base de cola Limonade Limonade de régime Thé noir Spiritueux

Ce que vous devriez savoir sur les boissons

- Le fait que le café figure parmi les boissons recommandées ne vous donne pas carte blanche pour en boire en quantités excessives. Le café est bien toléré par les personnes du groupe AB parce qu'il stimule la production de suc gastrique qui est réduite chez elles. Il n'est pas sûr que cela vaille aussi pour le café décaféiné. Car, de l'avis de quelques spécialistes, il pourrait même être utile contre les brûlures d'estomac parce que, selon leurs constatations, il produit moins d'acide que le café traditionnel. Là encore, découvrez par vous-même comment vous tolérez le noir breuvage, avec ou sans caféine.

Chapitre III

Comment faciliter le régime adapté au groupe sanguin

Svelte et en bonne forme avec des plats digestes et savoureux

Vous trouverez dans les pages qui suivent un choix de repas et de collations délicieux et faciles à digérer. Ils ont été composés pour chaque groupe sanguin à partir d'aliments bénéfiques et complétés avec quelques aliments neutres.

Il ne s'agit là à proprement parler que d'exemples destinés à montrer combien il est aisé d'apporter sur la table des plats sains et variés adaptés au groupe sanguin de chacun. Naturellement, les différents menus se déclinent sans problème avec d'autres ingrédients bénéfiques ou neutres. Pour ce faire, cherchez vos aliments favoris dans les tableaux concernant votre groupe sanguin.

Manger trop est malsain

Ces propositions de menus doivent vous inciter à composer vos repas selon votre plaisir et votre humeur avec les aliments recommandés pour votre groupe sanguin. C'est pourquoi nous avons renoncé sciemment à indiquer des quantités rigoureuses. Il vous suffit amplement de bien garder en tête que les portions doivent toujours rester petites. Si, après le repas, vous vous sentez si agréablement rassasié que vous avez envie de faire un petit somme, c'est sûrement que vous avez déjà dépassé la mesure. Disons à titre indicatif que le repas d'une personne adulte (au rythme de quatre repas par jour) ne devrait pas dépasser 125 grammes (tous ingrédients réunis). Car il ne s'agit pas d'apporter au corps en une seule fois tous les nutriments importants, mais de faire en sorte que ceux-ci parviennent dans le sang de façon constante. Au lieu des quatre repas proposés, vous pouvez tout aussi bien répartir la ration quotidienne en cinq ou six portions.

(Presque) aucune limite n'est imposée à l'imagination

Il s'est révélé dans la pratique qu'il est beaucoup plus facile de se nourrir au quotidien en conformité avec son groupe sanguin quand on crée des plats entièrement nouveaux. Composez donc vous-même votre plan alimentaire individuel. Et ne permettez pas à des règles figées de vous frustrer de votre plaisir de cuisiner.

Que vous prépariez vos légumes à l'étouffée avec une ou deux cuillers à soupe d'huile d'olive, que vous saupoudriez trois ou cinq cerneaux de noix hachés sur votre muesli, que vous posiez sur votre assiette une poignée de chou chinois ou seulement deux feuilles – tout cela est affaire de goût. Que vous préfériez votre poisson au gril ou à l'étouffée, que vous préfériez vos légumes croquants ou un peu plus cuits – vous pouvez faire varier ces subtilités selon vos goûts personnels.

Nous n'allons pas non plus vous expliquer comment on fait correctement la cuisine. Ni comment on écaille le poisson avant qu'il n'atterrisse dans la poêle. Ni comment on fait prendre une gelée de fruits en utilisant de l'agar-agar au lieu de gélatine. Nous voulons en tout premier lieu vous motiver !

Les aliments broyés, raffinés, chauffés, conservés, mélangés ou apprêtés perdent beaucoup de leurs qualités originelles.

Au cas où, jusqu'ici, vous n'auriez que rarement (ou même jamais) utilisé des ingrédients comme les extraits d'algues ou les produits à base de soja, au cas où vous n'auriez encore jamais essayé des céréales telles que l'amarante, l'épeautre ou le quinoa, pas de problème. Achetez la marchandise emballée dans un magasin de régime ou au rayon diététique d'un supermarché et conformez-vous aux indications qui figurent sur le paquet. Vous êtes ainsi sur la bonne voie. En matière de produits naturels, il existe en effet des différences parfois importantes, selon le procédé d'élaboration, en ce qui concerne les quantités et les durées de cuisson. En outre, vous trouverez en librairie de nombreux guides dans lesquels vous apprendrez comment on prépare une nourriture saine en préservant ses qualités.

Répétons-le encore une fois : l'essentiel, en matière de régime alimentaire adapté au groupe sanguin, c'est de choisir et de combiner entre elles les denrées pour lesquelles votre digestion est le mieux équipée. Et vous trouverez celles-là d'abord dans la catégorie « bénéfique » (pour un aperçu rapide, voir le tableau des pages 72-73). Mais ayez aussi recours aux aliments « neutres » pour varier vos repas le plus possible. « Considérez le régime adapté au groupe sanguin comme la palette d'un peintre — conseille le Dr D'Adamo – sur laquelle on peut choisir les couleurs en différents mélanges et nuances. »

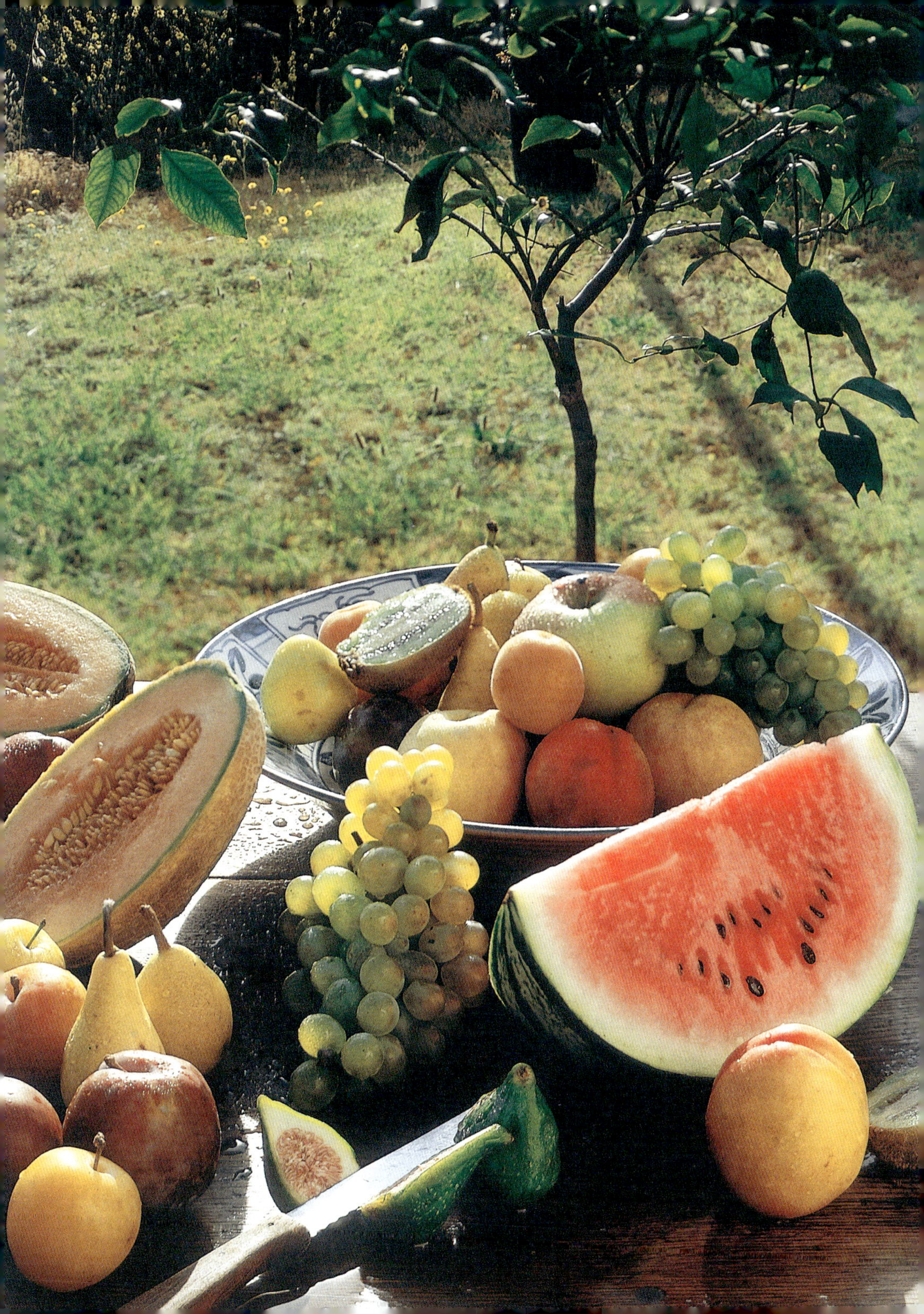

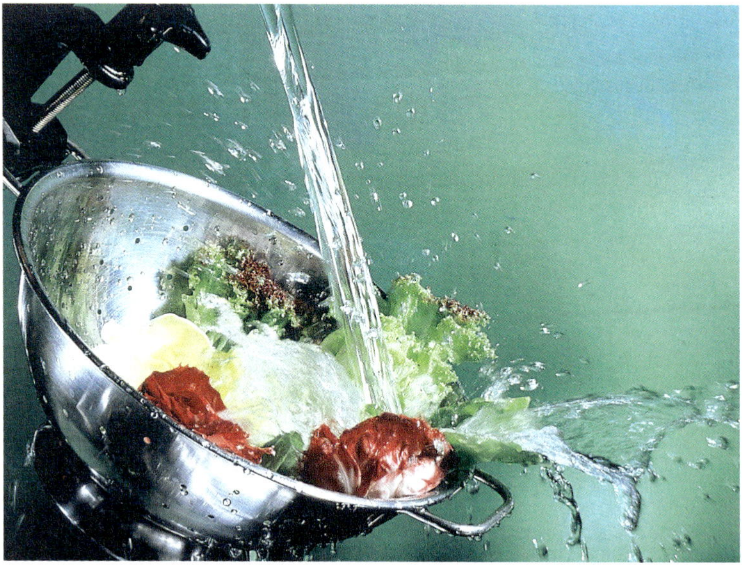

S'il s'agit de garder la ligne…

…aucun régime particulier n'est nécessaire. Il vous suffit de ne manger que de petites portions (d'environ 60 à 80 grammes si vous faites six repas), réparties dans le courant de la journée, les denrées « bénéfiques » étant majoritaires. Votre métabolisme va bientôt s'adapter à cette nouvelle nourriture et brûler les calories plus complètement que par le passé. Dès que les processus métaboliques seront normalisés, votre poids se régularisera de lui-même. D'une manière générale, consommez le plus possible d'aliments dans leur état originel. Ne combinez pas de protéines animales (cela vaut particulièrement pour les personnes de groupe O) avec une nourriture trop riche en hydrates de carbone (pain, céréales, sucreries) ; au contraire, consommez la viande, le poisson, le fromage et les œufs en les accompagnant toujours de légumes fraîchement préparés.

Groupe 0 – propositions de menus pour une semaine

Premier jour

Petit déjeuner : thé vert, eau minérale, toast à la banane avec pamplemousse

Pain de seigle, beurre, banane, miel, pamplemousse

Tartiner le toast d'une mince couche de beurre, appliquer les rondelles de banane, verser quelques gouttes de miel. Couper le pamplemousse en deux et en manger la pulpe à la petite cuiller.

Repas de midi : poisson aux herbes avec panais et salade d'endives

Truite arc-en-ciel, jus de citron, huile d'olive, herbes fraîches (persil, aneth, cerfeuil), panais, endives

Frotter le poisson avec le jus du citron. Le mettre dans un plat allant au feu préalablement huilé. Enduire le poisson d'huile et le saupoudrer de fines herbes. Cuire couvert au four préchauffé. Accompagner des panais cuits en feuille d'aluminium et de la salade d'endives.

Collation : artichaut en sauce

Artichaut, jus de citron, mayonnaise maigre, cerfeuil, persil, ciboulette, estragon

Faire cuire l'artichaut dans de l'eau salée additionnée de quelques gouttes de jus de citron (l'artichaut est cuit quand une feuille se détache). Préparer une sauce avec la mayonnaise et les herbes. Y tremper l'extrémité charnue des feuilles de l'artichaut et la racler avec les dents. Couper en dés le fond d'artichaut ainsi libéré et le consommer avec le reste de la sauce.

Repas du soir : côte de veau aux épinards en branches

Côte de veau, huile d'olive, oignons, épinards, ail, sel, poivre de Cayenne, tofu (fromage de soja)

Le tofu peut se faire frire, se faire cuire à l'étuvée, se préparer en purée ou se consommer tel quel

Faire revenir la côtelette dans l'huile d'olive. Faire fondre les oignons dans l'huile, ajouter les épinards frais, laisser cuire dans une marmite fermée. Presser l'ail par-dessus, relever de sel et de poivre de Cayenne. Mélanger le tofu au sel et au poivre puis l'ajouter aux épinards préparés.

2e jour

Le sirop d'érable ne se conserve pas indéfiniment. La bouteille entamée doit impérativement être gardée au réfrigérateur

Petit déjeuner : tisane de cynorrhodon et muesli de céréale complète

Epeautre, millet et orge, pomme, sirop d'érable, poudre d'anis

Porter à ébullition le mélange de céréales et d'eau et laisser gonfler environ 30 minutes. Remuer avec la pomme râpée, le sirop d'érable et la poudre d'anis.

Repas de midi : curry de bœuf au poivron et au riz

Sauce de soja, ail, persil haché, coriandre, huile d'olive, ragoût de bœuf, curry, poivron rouge, farine de quinoa, sel de mer, sucre, riz

Mélanger ensemble la sauce au soja, l'ail pilé, le persil, la coriandre et l'huile. Y faire mariner la viande pendant 1 heure. La faire revenir, saupoudrer le curry par-dessus et l'arroser de 1 tasse d'eau. Braiser à petit feu pendant 1 heure. Ajouter le poivron coupé en dés et continuer la cuisson. Epaissir légèrement avec la farine de quinoa, relever de sel et de sucre. Le riz accompagne bien ce curry de bœuf.

Collation : salade de romaine au crabe

Ail, ciboulette, gingembre, sauce de soja, sucre, sel, huile de lin, chair de crabe, romaine

Remuer ensemble l'ail, la ciboulette et le gingembre finement hachés avec la sauce de soja, le sucre, le sel et l'huile. Ajouter la chair du crabe aux feuilles de salade et arroser le tout avec la sauce.

Groupe 0 – propositions de menus pour une semaine

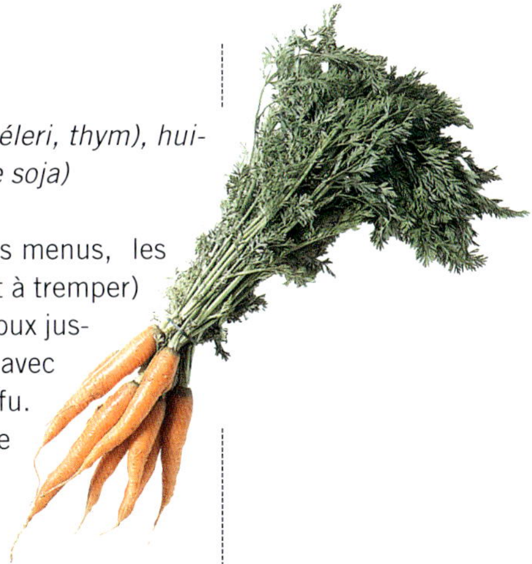

Repas du soir : soupe aux azukis

Oignons, poireaux, légumes à soupe (persil, carottes, céleri, thym), huile d'olive, azukis, extrait d'algues, ail, tofu (fromage de soja)

Faire cuire dans l'huile, à l'étuvée, les légumes coupés menus, les verser avec les azukis (que l'on aura mis préalablement à tremper) dans une marmite remplie d'eau et laisser cuire à feu doux jusqu'à ce que tous les ingrédients soient à point. Epicer avec l'extrait d'algues et l'ail puis servir avec un peu de tofu. Un pain neutre, par exemple du pain suédois, du pain de millet ou de seigle, sera un bon accompagnateur.

3e jour

Petit déjeuner : thé vert, eau citronnée, œuf brouillé avec persil sur pain de blé germé

Pain de blé germé, beurre, œuf, persil frais

Tartiner le pain avec du beurre, le garnir avec l'œuf brouillé. Le saupoudrer abondamment de persil haché menu.

Repas de midi : filet de saumon sur chou-rave avec purée de carottes

Filet de saumon sans peau, sauce de soja, miel, chou-rave, gingembre, huile d'olive, miso, persil, jus de citron, amandes émincées, carottes, oignons

Couper le filet de saumon en tranches, le badigeonner de sauce au soja et de miel. Le couvrir et le laisser reposer quelques minutes au réfrigérateur. Etuver, en les remuant dans l'huile chaude, les tranches de chou-rave et de petits fragments de gingembre, verser le miso, couvrir et cuire à l'étouffée environ 5 minutes. Ajouter le persil et le jus de citron, répartir le saumon sur le chou-rave, couvrir et cuire à l'étouffée encore 5 minutes. Griller les amandes émincées dans l'huile jusqu'à ce qu'elles soient brun doré, les répartir sur le poisson. Etuver dans l'huile carottes et oignons pour les attendrir et en faire une purée.

Collation : carottes crues au raifort

Carottes, pommes, jus de citron, huile de colza, sel, sirop d'érable, graines de courge

Râper carottes et pommes. Avec le jus de citron, de l'huile, du sel et du sirop d'érable, préparer un assaisonnement que l'on mélangera aux pommes et aux carottes. Saupoudrer de graines de courge.

Repas du soir : steak de cerf aux concombres légumes

Steak de cerf, huile, sel, oignons, concombre, miso, vin rouge, poivre de Cayenne, aneth frais

Au moyen d'un pinceau, badigeonner d'huile le steak de cerf, le griller sur les deux côtés, puis le saler. Faire fondre les oignons dans l'huile, ajouter des tranches de concombre de l'épaisseur d'un doigt, verser un peu de miso et de vin rouge et braiser de manière que le concombre reste ferme. Relever d'une pincée de poivre de Cayenne, saupoudrer l'aneth finement haché.

4e jour

Petit déjeuner : tisane de gingembre, jus d'abricot, pain de mil avec marmelade de prune et pignons de pin

Pain de mil, beurre, marmelade de prune, pignons de pin

Tartiner le pain avec du beurre et de la marmelade de prune, saupoudrer par-dessus les pignons de pin.

Repas de midi : foie de veau à l'ananas et aux bananes

Foie de veau, beurre, sel, pâte de sésame (tahin), tranches d'ananas, bananes

Passer le foie de veau à la poêle, dans du beurre, sur les deux faces, puis saler légèrement et enduire d'une bonne couche de pâte de sésame. Réchauffer à la poêle l'ananas et les bananes coupées en deux puis les poser sur les tranches de foie.

Groupe O – propositions de menus pour une semaine

Collation : compote de figues au vin rouge

Figues fraîches, sucre, jus de citron, vin rouge

Cuire brièvement les figues dans de l'eau sucrée additionnée d'un peu de jus de citron. Verser par-dessus un filet de vin rouge, laisser reposer et servir froid.

Repas du soir : flétan à la salade de chicorée

Flétan, sel, poivre de Cayenne, huile d'olive, beurre, herbes hachées (persil, estragon, cerfeuil), chicorée, ananas, pommes, carottes, assaisonnement de salade

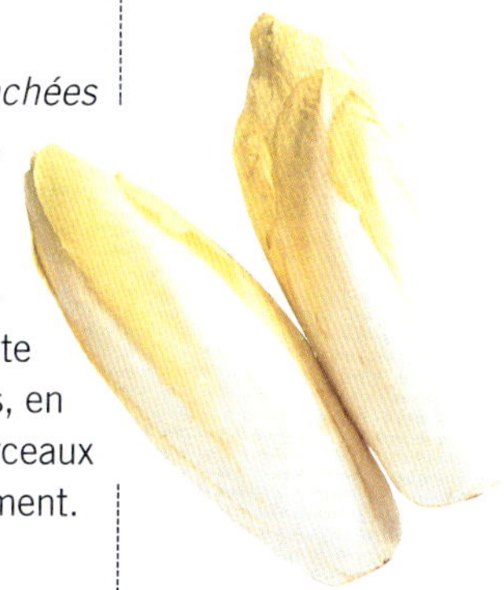

Badigeonner les tranches de flétan avec du sel, du poivre et de l'huile, les mettre dans la poêle chaude. Le poisson est cuit dès que l'arête médiane se laisse enlever facilement. Mélanger le beurre aux herbes, en accommoder le poisson. Mélanger les feuilles de chicorée aux morceaux d'ananas, de pommes et de carottes, verser par-dessus l'assaisonnement.

5e jour

Petit déjeuner : tisane de persil, tranches de pâte de fruit (pomme) avec tofu aux prunes

Pain de soja, beurre, pâte de fruit (pomme), graines de tournesol, tofu (fromage de soja), prunes fraîches ou fruits de saison, sirop d'érable

Le fromage de soja, facile à digérer, recèle de nombreuses vitamines du complexe B ainsi que des minéraux

Tartiner le pain avec du beurre, le garnir de pâte de fruit, le saupoudrer de graines de tournesol. Mélanger le tofu aux prunes ou aux fruits frais de saison. Relever avec du sirop d'érable.

Repas de midi : filet d'agneau au thym avec salade de mâche

Filet d'agneau, beurre ou huile d'olive, oignon, pomme, ail, thym frais, vin blanc, sel, poivre de Cayenne, mâche, jus de citron

Faire revenir le filet d'agneau, coupé en tranches minces, dans la matière grasse chaude, jusqu'à ce qu'il soit à point ; ôter la viande de la poêle, la couvrir et la garder au chaud. Ramollir à l'étouffée l'oignon, la pomme et l'ail coupés en petits morceaux ainsi que le thym finement haché. Verser le vin blanc. Relever la sauce avec du sel et un soupçon de poivre de Cayenne, en accommoder les tranches de viande. Assaisonner la mâches avec de l'huile d'olive, du jus de citron, du poivre de Cayenne et du sel.

Collation : craquelin multicolore au fromage de brebis

Craquelin sans gluten, fromage de brebis, cornichon, poivron rouge, ciboulette

Mélanger le craquelin, le fromage de brebis, les rondelles de cornichon et de minces lanières de poivron, saupoudrer de ciboulette.

Repas du soir : salade verte aux graines de tournesol

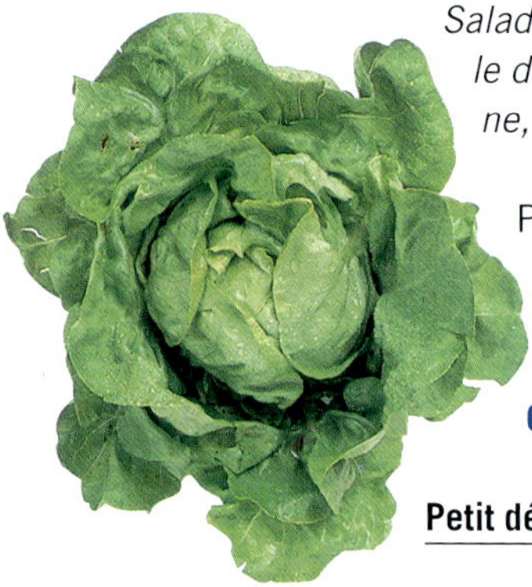

Salade verte (selon saison : pissenlit, endive, mâche, laitue, etc.), huile de lin, oignons hachés menus, citron, sucre, sel, poivre de Cayenne, graines de tournesol

Préparer la salade avec un assaisonnement d'huile de lin, d'oignon, de jus de citron, de sucre, de sel et d'un soupçon de poivre. Saupoudrer de graines de tournesol.

6e jour

Petit déjeuner : tisane, pain suédois à la gelée de sureau, œuf en cocotte

Pain suédois, beurre, confiture de sureau, œuf

Tartiner le pain suédois avec du beurre et de la confiture. Faire cuire l'œuf mollet à la cocotte.

Repas de midi : chou vert au bœuf haché et topinambour

Viande hachée, huile de colza, pignons de pin, raisins secs biologiques, miso, chou vert (surgelé), oignons, sel, topinambour

Faire revenir la viande hachée dans l'huile en l'émiettant, y ajouter les pignons de pin et les raisins secs, faire monter brièvement la température. Verser le miso par-dessus, chauffer. Faire dégeler le chou vert, le faire sauter dans l'huile chaude avec les oignons étuvés, le relever de sel et le présenter avec la viande hachée. Les topinambours cuits à l'étuvée seront un excellent accompagnement.

Le topinambour est un véritable substitut des pommes de terre. Il ne contient pas d'amidon et il est aussi très savoureux à l'état cru.

Collation : gaufre de millet à la compote de prune

Millet, levure en poudre à base de tartrate, lait de soja, sirop d'érable, sel, beurre, eau minérale, prunes/quetsches fraîches, sucre, jus de citron

Mélanger la levure au millet finement moulu, remuer avec le lait de soja, le sirop d'érable et le sel pour en faire une pâte qu'on laissera lever pendant 30 minutes. Préchauffer le gaufrier, le graisser ; juste avant la cuisson, ajouter un filet d'eau minérale à la pâte. Faire chauffer les prunes ou les quetsches avec un peu de sucre et de jus de citron et en garnir les gaufres.

Repas du soir : blanc de coquelet sur pain avec pousses de bambou et sésame

Pousses de bambou, sauce de soja, jus de citron, ciboulette, poivre, tranches de pain, pâte de sésame (tahin), laitue, radis, blanc de coquelet frit, graines de sésame

Faire revenir les pousses de bambou en les remuant, y mélanger la sauce de soja, le jus de citron, la ciboulette et le poivre. Tartiner de pâte de sésame les tranches de pain (d'une sorte neutre), y disposer les feuilles de salade, les radis coupés en rondelles, les morceaux de blanc de coquelet et les pousses de bambou. Saupoudrer de graines de sésame.

7e jour

**Petit déjeuner : jus d'ananas, eau minérale,
galettes de riz à la purée d'amande, tofu aux fruits**

Galettes de riz, purée d'amande, fruits de saison neutres et digestes, tofu (fromage de soja)

Tartiner la purée sur les galettes de riz. Dresser avec les fruits et le tofu.

Repas de midi : alose aux bettes

Oignons, carottes, huile d'olive, vin blanc, alose (poisson), citron, poivre de Cayenne, persil, côtes de bette, sel

Etuver les oignons coupés et les rondelles de carottes dans de l'huile additionnée d'un filet de vin blanc. Poser le poisson, les rondelles de citron et les légumes étuvés sur une feuille d'aluminium, saupoudrer de poivre et de persil haché. Fermer la feuille d'aluminium et faire cuire le poisson au four. Séparer les feuilles de bette de leurs côtes et les hacher grossièrement. Couper les côtes en morceaux. Etuver les oignons dans de l'huile, y ajouter les côtes de bette, cuire à l'étuvée environ 5 minutes puis ajouter les feuilles. Relever de sel et de poivre de Cayenne. Ajouter un filet de vin blanc et laisser cuire les légumes en marmite fermée une dizaine de minutes.

Collation : bouchée de rôti de chevreuil aux figues et aux olives

Tranches de pain de millet, beurre, rôti de chevreuil, figues fraîches mûres, olives vertes

Tartiner finement de beurre le pain de millet, y déposer des tranches de rôti froid de chevreuil et des figues coupées en deux. Assaisonner avec des olives vertes.

Repas du soir : soupe au cerfeuil avec pain à l'ail

Le sarrasin n'est pas une graminée, mais une polygonacée. Chose importante pour les allergiques : il ne contient pas de lectines collantes (gluten)

Oignon, beurre, cerfeuil, fécule d'arrow-root, miso, sel, poivre de Cayenne, jaune d'œuf, lait de soja, vin blanc, pain de sarrasin, ail

Etuver l'oignon dans du beurre jusqu'à ce qu'il devienne jaune doré, ajouter du cerfeuil, lier avec un peu de fécule d'arrow-root, verser le miso, cuire un instant et laisser un peu reposer. Relever de sel et de poivre de Cayenne. Mélanger le jaune d'œuf au lait de soja et au vin blanc et remuer le tout en une soupe. Saupoudrer de cerfeuil. Du pain fraîchement grillé tartiné de beurre à l'ail sera un excellent accompagnement.

Boissons digestes à consommer de temps en temps

Cocktails de vitamines faits de : raisin et ananas ; pamplemousse et banane ; citrouille et pamplemousse ; carotte et brocoli ; tomate et céleri ; concombre et tomate ; épinard et betterave rouge ; fenouil et poivron. Egalement boissons mixtes à base de fruits et légumes de la rubrique « bénéfique », additionnés de lait de soja.

Pour étancher sa soif au quotidien : eau pure (eau de source, eau minéra-

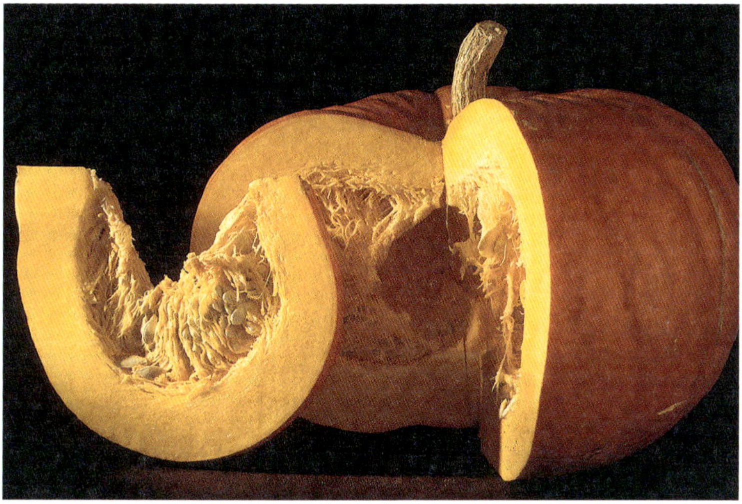

Le jus de citrouille est aussi une boisson riche en vitamines ; à recommander particulièrement aux personnes du groupe O.

le), tisane de menthe poivrée. Sont également autorisés le thé vert ainsi que – modérément – la bière et le vin.

Groupe A – propositions de menus pour une semaine

Premier jour

Petit déjeuner : café, œuf, muesli au yaourt avec pomme

Œuf, yaourt, pomme, avoine complète, poudre d'anis ou de cannelle

Faire cuire l'œuf à la coque. Mélanger le yaourt à la pomme râpée et à l'avoine complète. Relever selon le goût avec de la poudre d'anis ou de la poudre de cannelle.

Repas de midi : soupe de poisson

Courge, chou-rave, carottes, oignons, ail, navets, haricots verts (ou autres légumes bénéfiques ou neutres et herbes pour soupes), huile d'olive, miso, filet de poisson (perche ou cabillaud), feuille de laurier, romarin, tofu (fromage de soja), jus de citron.

Ramollir à l'étouffée les légumes finement hachés dans un peu d'huile d'olive, compléter avec du miso fort et cuire légèrement à feu doux. Ajouter les morceaux de poisson, la feuille de laurier, le romarin et laisser cuire. Incorporer le tofu et relever encore une fois avec du romarin et le jus de citron.

Collation : tartine de concombre et de raifort, jus de carotte

Pain de blé germé, raifort râpé, concombre, cresson frais, jus de carotte, persil

Tartiner le pain de blé germé avec le raifort, répartir par-dessus les rondelles de concombre et le cresson frais. Relever le jus de carotte d'un peu de raifort râpé et présenter avec un brin de persil.

Repas du soir : riz au lait et fruits secs

Riz au lait, lait de soja, vanille, mélasse, jus de citron, abricots secs et pruneaux

Faire gonfler le riz dans du lait de soja avec un peu de vanille. Porter à ébullition de l'eau additionnée de mélasse et d'un filet de jus de citron, ajouter les fruits et laisser infuser. Servir avec le riz.

2e jour

Petit déjeuner : tisane de menthe poivrée, jus d'ananas, tartines de sureau

Pain de millet, ricotta (fromage frais italien), gelée de sureau, graines de tournesol

Tartiner la ricotta sur les tranches de pain de millet, étaler par-dessus la gelée de sureau et saupoudrer les graines de tournesol.

Repas de midi : blanc de dinde aux poireaux

Blanc de dinde, sel, huile d'olive, poireaux, pâte de sésame (tahin)

Saler le blanc de dinde, le badigeonner d'huile d'olive, le faire griller sur les deux côtés. Dans une marmite couverte, étuver les poireaux coupés menus dans un peu d'huile d'olive, relever d'un peu de pâte de sésame.

Groupe A – propositions de menus pour une semaine

Collation : gâteaux d'avoine complète avec lait à la mûre sauvage

Lait de soja, marmelade de mûres sauvages, gâteaux d'avoine complète

Battre au fouet le lait de soja avec un peu de marmelade de mûres sauvages, le consommer en grignotant les gâteaux d'avoine.

Repas du soir : saumon cuit à la vapeur sur pousses de luzerne

Saumon, pousses de luzerne, huile d'olive, jus de citron, moutarde, aneth, sel, sucre

Disposer le saumon sur les pousses de luzerne. Mélanger l'huile, le jus de citron, la moutarde, l'aneth, le sel et le sucre et verser l'assaisonnement sur le poisson.

3e jour

Petit déjeuner : thé vert, tartine de beurre de cacahuète avec salade de fruits

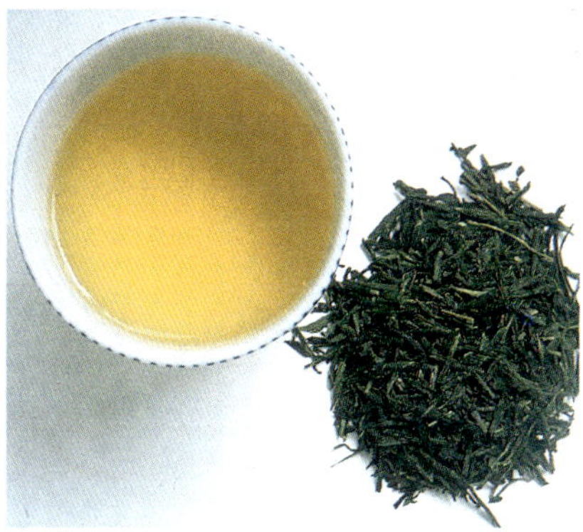

Pain de blé germé, beurre de cacahuète, fruits à noyau bénéfiques ou neutres (par exemple abricots, prunes, cerises), sirop d'érable, cacahuètes

Tartiner le pain de blé germé avec du beurre de cacahuète. Couper les fruits en petits morceaux, édulcorer au sirop d'érable et saupoudrer de cacahuètes broyées.

Repas de midi : cuisse de coquelet à la sauce au yaourt

Cuisse de coquelet, sel, ail, huile d'olive, échalote, herbes fraîches (aneth, persil, ciboulette), concombre, yaourt

Badigeonner la cuisse de coquelet avec du sel, de l'ail pilé et de l'huile d'olive, griller au four sur les deux côtés. Broyer l'ail, l'échalote et les herbes, râper le concombre, mélanger le tout avec le yaourt.

L'agar-agar est un gélifiant et un épaississant végétal à base d'algues rouges et brunes dont la capacité de gonflement est beaucoup plus grande que celle de la gélatine

Collation : glace au yaourt avec coulis rouge

Baies diverses, citron, sucre, agar-agar, glace au yaourt

Porter à ébullition les diverses baies, le citron et le sucre avec de l'agar-agar (au lieu de gélatine), laisser refroidir. Servir avec la glace au yaourt.

Repas du soir : topinambours et brocolis

Topinambours, miso, huile d'olive, herbes fraîches (persil, aneth, cerfeuil, ciboulette), brocolis, pépins de courge

Cuire les rondelles de topinambour dans du miso doux de manière à les maintenir croquantes. Les faire sauter dans l'huile chaude et les saupoudrer d'herbes hachées. Servir avec les brocolis étuvés sur lesquels on aura saupoudré les pépins de courge.

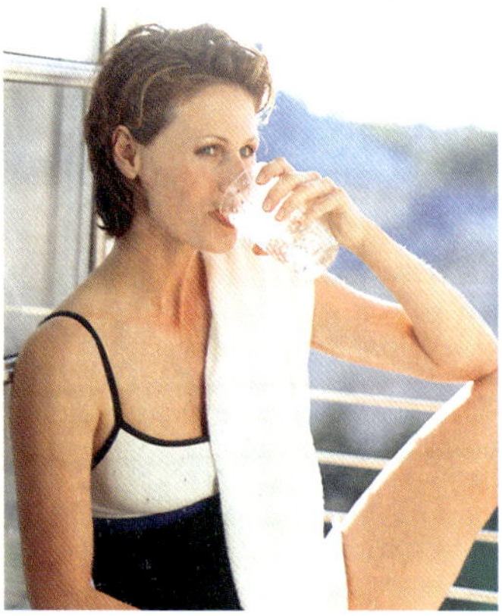

4e jour

Petit déjeuner : eau citronnée, thé vert, omelette au tofu avec pousses de luzerne

Tofu (fromage de soja), œuf, huile d'olive, pousses de luzerne, tamari (sauce de soja)

Boire l'eau citronnée à jeun. Avec le tofu et l'œuf, confectionner une omelette que l'on cuira à l'huile. Garnir des pousses de luzerne et arroser d'un peu de tamari.

Repas de midi : brochet à la sauce à l'aneth et panais

Conservez le tofu frais, recouvert d'eau froide, au réfrigérateur. Renouveler l'eau chaque jour

Tranches de brochet, sel, oignon, huile d'olive, vin blanc, jus de citron, aneth, moutarde, tofu (fromage de soja), panais

Etuver dans l'huile le poisson légèrement salé avec des oignons hachés, relever avec le vin blanc et le jus de citron. Mélanger l'aneth, la moutarde et le tofu, réchauffer brièvement. Dresser le poisson avec la sauce à l'aneth et les tranches de panais rôties.

Collation : yaourt aux myrtilles

Yaourt, myrtilles (éventuellement surgelées), sirop d'érable

Mélanger le yaourt aux myrtilles (dégelées), relever avec du sirop d'érable

Les denrées surgelées sont une véritable alternative à la nourriture fraîche

Repas du soir : soupe au potiron avec pâtes de sarrasin

Potiron, huile d'olive, miso, tofu (fromage de soja), jus de citron, noix de muscade, pâte de sarrasin, graines de potiron

Couper la chair du potiron en morceaux, que l'on fera cuire à l'étouffée dans l'huile d'olive chaude. Ajouter le miso, le tofu et le jus de citron, écraser le tout en purée, relever avec de la noix de muscade. Ajouter les pâtes de sarrasin et laisser infuser jusqu'à ce qu'elles soient cuites. Garnir avec les graines de potiron.

5e jour

Petit déjeuner : café, jus de céleri et de carotte, muesli de céréales fraîches

Sarrasin, millet, orge, noisettes, graines de courge, ananas, tofu (fromage de soja), mélasse

Faire gonfler dans l'eau le mélange de céréales (que l'on placera la veille au réfrigérateur). Mélanger aux noisettes, aux graines de courge, à l'ananas et au tofu, édulcorer avec la mélasse.

Repas de midi : bouillie de sarrasin piquante avec salade de mâches et figues

Sarrasin, miso, herbes fraîches (persil, ciboulette, cerfeuil, basilic), oignons, ail, mozzarella, mâche, figues fraîches (triturées), huile d'olive

Porter à ébullition le sarrasin avec le miso et laisser gonfler. Mélanger aux herbes, aux oignons et à l'ail hachés, répartir par-dessus les morceaux de mozzarella et passer au four jusqu'à ce que le fromage coule. Mélanger la salade de mâche aux figues et asperger d'huile.

Le sarrasin se prépare aussi fort bien en boulettes et en crêpes

Collation : gâteaux de farine de maïs à la compote de poire

Poires, jus de citron, vin blanc, gingembre, clous de girofle, sucre, gâteaux de farine de maïs

Asperger du jus de citron les poires pelées et coupées en morceaux, les étuver légèrement dans de l'eau additionnée de vin blanc, de gingembre, de clous de girofle et de sucre. En accommoder les gâteaux de farine de maïs.

Repas du soir : potée de lentilles au képhir et pain de riz complet

Oignons, ail, huile d'olive, jus de citron, farine d'épeautre, lentilles rouges ou vertes, sel, feuille de laurier, marjolaine, persil, képhir, sauce de soja, pain de riz complet

Faire revenir dans l'huile les oignons et l'ail hachés, verser le jus de citron dilué et la farine d'épeautre, laisser un peu infuser. Ajouter les lentilles cuites, les épices et les herbes, porter à ébullition. Ajouter le képhir en remuant, relever avec la sauce au soja. Servir du pain de riz complet frais comme accompagnement.

6e jour

Petit déjeuner : tisane de mélisse, jus de pamplemousse, cornflakes au lait de soja et cerises

Cornflakes, lait de soja, cerises (ou airelles)

Arroser les cornflakes de lait de soja, mélanger aux cerises dénoyautées (ou aux airelles).

Repas de midi : tofu épicé

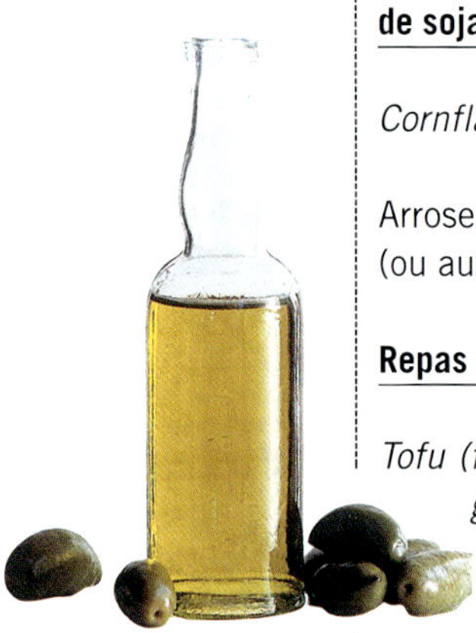

Tofu (fromage de soja), huile d'olive, ail, jus de citron, origan, sel, oignons, concombre, radis, basilic

Placer le tofu dans une marinade composée d'huile, de gousses d'ail, de jus de citron et d'origan. Retirer de la marinade au bout de 2 heures. Ajouter un peu de sel à la marinade et remuer. Mélanger dans un plat les légumes coupés menus, les asperger avec la marinade. Faire frire le tofu jusqu'à ce qu'il soit brun doré, l'émietter sur les légumes. Garnir de basilic.

Collation : jus de quetsche, galettes de riz à la marmelade d'abricot

Galettes de riz, marmelade d'abricot

Tartiner les galettes avec la marmelade.

Repas du soir : céleri légume aux cacahuètes

Céleri-rave, huile d'olive, cacahuètes salées, miso, noix de muscade, jus de citron

Etuver à l'huile les rondelles de céleri dans un poêlon fermé. Y ajouter les cacahuètes, le miso et un peu de feuilles de céleri. Cuire en remuant de temps en temps jusqu'à ce que le céleri soit tendre. Relever avec la noix de muscade et le jus de citron.

7e jour

Petit déjeuner : café, jus de raisin, bouillie d'avoine avec raisins secs et pignons de pin

Porter à ébullition les flocons d'avoine dans du lait de soja, laisser refroidir, mélanger avec les raisins secs et saupoudrer de pignons de pin.

Repas de midi : viande de poulet avec riz aux abricots

Viande de poulet, huile d'olive, oignons, abricots secs, sel, cannelle, raisins secs, riz naturel, menthe, persil

Faire revenir la viande de poulet dans de l'huile, ajouter les oignons hachés, les abricots trempés, du sel, de la cannelle et des raisins secs, braiser à feu doux pendant une trentaine de minutes. Disposer le riz précuit sur la viande, laisser cuire à feu doux dans un récipient bien fermé,

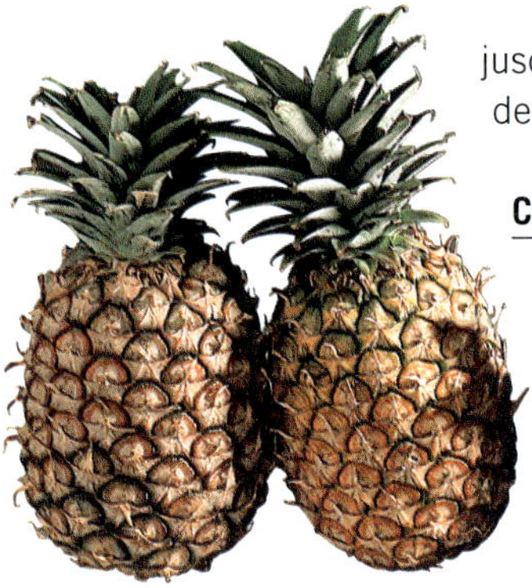

jusqu'à ce que le riz et la viande soient tendres. Garnir de menthe et de persil.

Collation : ananas sur lit d'amandes

Ananas, miel, amandes effilées, huile de colza, képhir

Arroser de miel les tranches d'ananas, les rouler dans les amandes effilées et les faire cuire légèrement dans l'huile de colza. Les dresser avec un filet de képhir.

Repas du soir : omelette de légumes avec tofu à la ciboulette

Carottes, chou-rave, betterave rouge, fromage doux, moutarde douce, ciboulette, miso, œuf, noix de muscade, huile de lin ou de colza, tofu (fromage de soja)

Eplucher les légumes et les râper avec une grosse râpe. Ajouter le fromage râpé, la moutarde, un peu de miso, l'œuf et un soupçon de noix de muscade. Remuer. Cuire la masse dans l'huile chaude. Ajouter en remuant le tofu et la ciboulette hachée, servir.

Boissons digestes à consommer de temps en temps

Eau pure (eau de source, eau minérale), thé vert, tisane froide de cynorrhodon, tisane de sureau. En outre, des cocktails riches en vitamines composés de : ananas, fraise et raisin ; pamplemousse et citron ; carotte et brocoli ; persil et céleri. Le café et – en quantités modérées – le vin rouge et le vin blanc sont également autorisés.

Groupe B – propositions de menus pour une semaine

Premier jour

Petit déjeuner : thé vert, eau minérale, muesli d'avoine avec raisin et kiwi

Flocons d'avoine, raisin, kiwi, yaourt (gras ou maigre), miel ou mélasse

Mélanger les flocons d'avoine avec le raisin, les tranches de kiwi et le yaourt. Relever avec du miel ou de la mélasse.

Groupe B – propositions de menus pour une semaine

Repas de midi : émincé d'agneau au riz

Gigot d'agneau, huile d'olive, chou-rave, oignons, ail, yaourt, jus de citron, sel, menthe verte, riz

Faire revenir dans l'huile chaude les petits morceaux de viande d'agneau. Retirer la viande de la poêle. Couper menu le chou-rave, hacher les oignons et l'ail et les faire revenir également dans l'huile. Ajouter la viande, puis le yaourt en remuant et faire cuire couvert jusqu'à ce que la viande soit à point. Relever avec du sel et du jus de citron, garnir de menthe. Du riz cuit, sauvage ou blanc, accompagnera bien cette viande.

Collation : babeurre mixé avec des bananes

Babeurre, rondelles de bananes, jus d'ananas, nectar de pêche, filet de jus de citron

Bien mélanger le tout au mixer.

Repas du soir : crudités variées

Chicorée, pomme, raisin, mayonnaise, yaourt, citron, moutarde, miel

Mettre dans un plat les feuilles de chicorée (sans la partie amère), les morceaux de pomme et les grains de raisin. Remuer la mayonnaise avec le yaourt, les fragments de citron et un peu de moutarde, relever avec du miel. Dresser les crudités avec l'assaisonnement.

2e jour

Petit déjeuner : tisane de réglisse, jus d'orange et œuf au plat

Œuf, beurre, pain sans gluten, sel, persil

Faire frire l'œuf dans le beurre chaud. Tartiner le pain avec du beurre, poser l'œuf par-dessus, ajouter une pincée de sel et le persil finement haché.

Repas de midi : cabillaud dans la sauce à l'estragon avec salade de mâche

Estragon, huile d'olive, morceaux de cabillaud, échalotes, sel, jus de citron, yaourt, salade de mâche

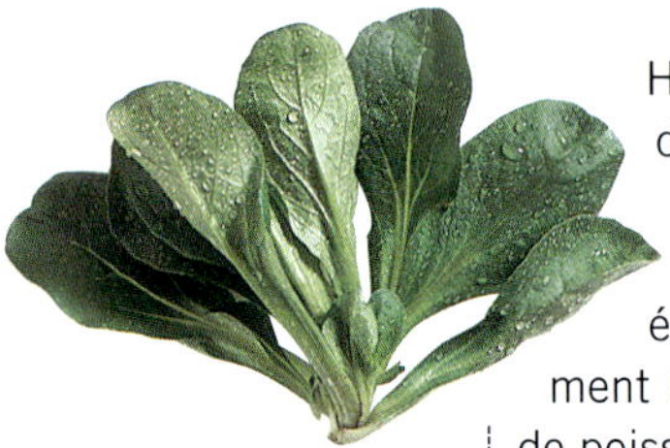

Hacher finement l'estragon, le mélanger à l'huile d'olive et en badigeonner les morceaux de poisson. Laisser macérer quelques heures au réfrigérateur. Faire fondre les échalotes coupées en petits dés, y ajouter le poisson, du sel, arroser de jus de citron et étuver. Verser le yaourt dans la poêle chaude et arroser constamment le poisson avec le jus pendant la cuisson. Retirer les morceaux de poisson, faire réduire un peu la sauce. Pour finir, verser la sauce sur le poisson, garnir d'estragon frais. Une salade de mâche (ou encore de laitue ou d'endives) accompagnera le poisson à souhait.

Collation : salade de pissenlit

Feuilles fraîches de pissenlit, vinaigre de vin, huile de lin, sel, poivre de Cayenne

Déchirer les pissenlits en menus fragments, les mélanger au vinaigre et à l'huile, ajouter le sel et le poivre.

Repas du soir : poêlée de poivrons variés

Oignons, huile d'olive, poivrons verts, jaunes et rouges, ail, ricotta, sel, poivre de Cayenne, poudre de paprika, vinaigre de vin, persil

Faire fondre à l'étuvée dans l'huile d'olive les oignons coupés en dés, y ajouter les poivrons coupés en bandes et les gousses d'ail broyées. Etuver doucement. Relever avec la ricotta, les épices et un filet de vinaigre ; garnir de persil.

3e jour

Petit déjeuner : thé noir, jus de raisin, bouillie de millet aux airelles

Millet, jus de citron, miel, airelles

Porter à ébullition le millet dans l'eau, laisser gonfler 30 minutes. Relever avec du jus de citron et du miel. Garnir avec les airelles.

Repas de midi : lapin aux choux de Bruxelles et aux patates douces

Choux de Bruxelles, miso, viande de lapin, sel, poivre de Cayenne, beurre, oignons, ail, vin blanc, patates douces, cerfeuil

Faire cuire les choux de Bruxelles dans un peu de miso de manière qu'ils soient encore un peu croquants. Frictionner les morceaux de lapin avec du sel et du poivre de Cayenne, les faire brunir dans la matière grasse chaude. Ajouter les oignons et l'ail hachés et cuire brièvement le tout ensemble. Ajouter le vin blanc et dresser avec les choux de Bruxelles et les patates douces cuites au four. Garnir de cerfeuil.

Prudence avec le sel ! Le miso, qui est une pâte lacto-fermentée de graines de soja (et parfois d'une céréale supplémentaire), en contient déjà abondamment !

Collation : glace au yaourt avec chocolat chaud

Chocolat, yaourt, glace au yaourt

Faire fondre la chocolat râpé, le remuer avec un peu de yaourt pour obtenir une mixture crémeuse que l'on versera sur la glace.

Repas du soir : soupe de truite à la crème

Carottes, céleri, poireau, beurre, sel, poivre, jus de citron, farine d'avoine, vin blanc, feuille de laurier, aneth, truite saumonée, képhir, cresson de fontaine

Faire revenir au beurre les légumes coupés en petits morceaux. Ajouter du sel, du poivre et le jus de citron. Saupoudrer d'un peu de farine d'avoine et refroidir au vin blanc. Ajouter de l'eau, la feuille de laurier et l'aneth, puis faire cuire de manière que les légumes restent un peu croquants. Ajouter à la soupe les filets de truite coupés en dés et laisser cuire le tout quelques minutes. Avant de servir, passer au presse-purée pour obtenir une soupe fine et crémeuse. Ajouter un peu de képhir et garnir de cresson.

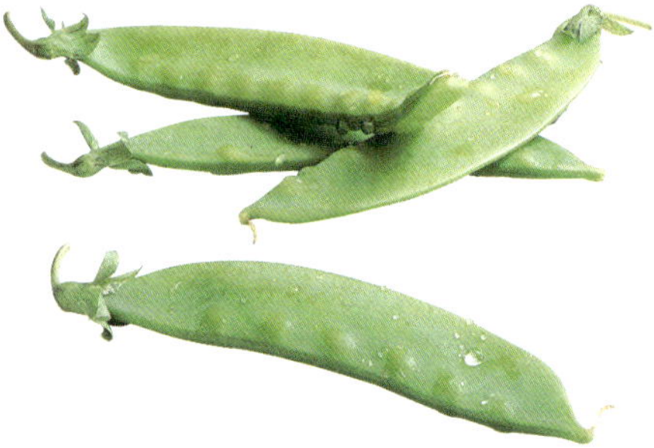

4e jour

Petit déjeuner : café, jus d'ananas, pain sans gluten avec fromage de chèvre

Pain sans gluten, fromage de chèvre, cumin

Tartiner le fromage sur le pain et saupoudrer le cumin.

Repas de midi : poêlée de flétan avec légumes variés et panais

Oignons, courgettes, poivrons, pois gourmands, miso, filet de flétan, jus de citron, sel, poivre de Cayenne, moutarde, aneth, képhir, beurre, panais

Etuver les légumes finement coupés dans un peu de miso. Badigeonner le flétan avec du jus de citron, du sel et du poivre de Cayenne, et le poser sur les légumes ; laisser cuire doucement à l'étuvée. Avant de servir, arroser d'un assaisonnement composé de moutarde, d'aneth et de képhir, de poivre et de sel. Des rondelles de panais frites au beurre seront un excellent accompagnement.

Collation : galettes de riz avec confiture aux quetsches et aux poires

Quetsches, poires, miel, agar-agar, citron, galettes de riz

Porter à ébullition dans de l'eau additionnée de miel les fruits coupés en petits morceaux. Dissoudre l'agar-agar dans un mélange de jus de citron et d'un peu de jus chaud et le verser en remuant dans les fruits cuisant à feu doux. Tartiner les galettes avec la confiture froide.

Repas du soir : salade de fromage aux herbes

Laitue, concombre, oignons primeurs, emmenthal, képhir, vinaigre, sel, sucre, poivre de Cayenne, herbes fraîches (persil, ciboulette, cresson de fontaine)

Couper menu la salade, le concombre, les oignons et le fromage. Mélanger avec un assaisonnement composé de képhir, de vinaigre, de sel, de sucre, de poivre de Cayenne et de fines herbes.

5e jour

Petit déjeuner : menthe poivrée, eau minérale, pain à la ricotta et aux oignons

Pain de blé germé, sel, ricotta (fromage frais italien), oignons primeurs

Tartiner le pain avec la ricotta légèrement salée et les oignons primeurs coupés menu.

Repas de midi : champignons shiitake avec salade de poivrons et fromage de brebis

Champignons shiitake, beurre, ail, sel, poivre rouge, persil, poivrons, oignons, huile de lin, vinaigre de cidre ou de vin, ciboulette, fromage de brebis

Sectionner le pied coriace des champignons, couper les chapeaux en deux, faire frire le tout dans du beurre chaud. Ajouter les gousses d'ail broyées, remuer, relever de sel et de poivre et saupoudrer de persil. Couper les poivrons et les oignons en lanières. Mélanger à un assaisonnement composé d'huile, de vinaigre, de sel, de poivre et de ciboulette. Répartir dessus le fromage de brebis coupé en dés. Dresser le tout et servir.

Collation : bouillie d'épeautre aux abricots

Epeautre, lait, abricots secs, sirop d'érable

Porter à ébullition l'épeautre dans du lait et laisser gonfler. Ecraser en purée les abricots trempés, mélanger à la bouillie. Relever de sirop d'érable.

Repas du soir : soupe au céleri et à la crème avec pousses de luzerne

Céleri-rave, miso, yaourt, raifort, vinaigre, pousses de luzerne

Faire cuire le céleri dans du miso, ajouter le yaourt et passer au presse-purée de manière à obtenir un velouté. Relever avec le raifort râpé et un filet de vinaigre. Garnir avec les pousses de luzerne.

Les pousses de luzerne sont riches en vitamines, en minéraux et en oligo-éléments ; elles contiennent environ 30 % de protéines

6e jour

Petit déjeuner : tisane de cynorrhodon, jus de céleri, pain de riz complet, cottage cheese aux herbes

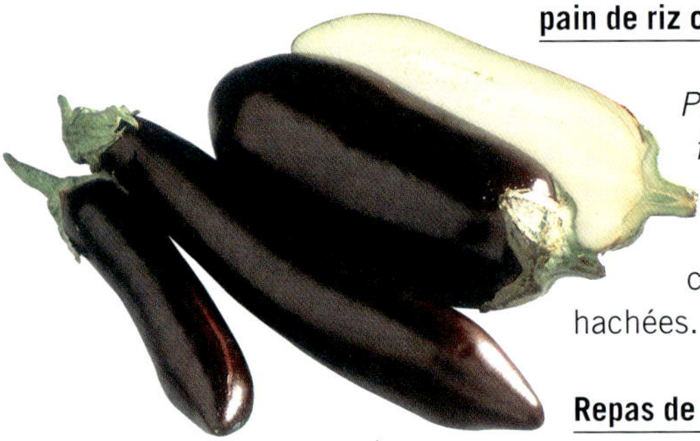

Pain de riz complet, cottage cheese, herbes fraîches (persil, ciboulette, cresson)

Tartiner le pain de riz complet avec le cottage cheese, saupoudrer par-dessus les herbes finement hachées.

Repas de midi : côtelette de mouton avec potée d'aubergines

Poivrons, aubergines, huile d'olive, ail, sel, jus de citron, côtelette de mouton, képhir, aneth, thym, poivre de Cayenne, sucre

Chauffer dans l'huile poivrons et aubergines coupés menu. Ajouter l'ail, fermer la marmite et cuire lentement à l'étouffée. Relever de sel et de citron. Faire frire les côtelettes dans l'huile chaude. Confectionner un assaisonnement composé de képhir, d'aneth, de thym, de poivre de Cayenne, de jus de citron, de sucre et de sel, que l'on fera brièvement chauffer dans l'huile ayant servi à frire la viande. Dresser le tout ensemble.

Collation : yaourt à la banane

Banane, lait écrémé, glace au yaourt, vanille, citron

Préparer au mixer une boisson composée de banane, de lait écrémé, de glace au yaourt, de vanille et d'un filet de jus de citron.

Repas du soir : salade rouge aux harengs

Harengs salés, betteraves rouges, pommes de terre, cornichons, mayonnaise, yaourt

Couper en morceaux de l'épaisseur d'un doigt les harengs, les betteraves rouges cuites, les pommes de terre cuites et les cornichons. Mélanger à la mayonnaise et à un peu de yaourt jusqu'à ce que la salade prenne une couleur rouge uniforme.

7e jour

Petit déjeuner : thé vert, jus de pamplemousse, œufs aux herbes, pain d'épeautre

Œufs, yaourt, eau minérale, persil, huile d'olive, sel, pain d'épeautre

Battre au fouet les œufs avec un peu de yaourt, un filet d'eau minérale et du persil coupé menu. Chauffer l'huile d'olive et y incorporer la mixture jusqu'à obtention d'une masse qui ne coule plus. Relever de sel. Servir avec du pain d'épeautre.

Repas de midi : omelette de légumes

Brocolis, carottes, œufs, persil, pain de millet émietté, sel, poivre de Cayenne, noix de muscade, beurre

Confectionner une pâte en mélangeant les légumes cuits réduits en menus morceaux, les œufs, le persil et le pain émietté, relever de sel, de poivre de Cayenne et de noix de muscade. Faire frire dans du beurre jusqu'à obtention d'une galette couleur jaune d'or.

Collation : pain de farine de riz avec compote de baies

Baies fraîches de saison ou mélange surgelé, miel, anis, pain de farine de riz

Chauffer les baies (après avoir, éventuellement, fait dégeler le mélange surgelé), les relever de miel et d'anis. Servir avec des morceaux de pain de riz.

Repas du soir : salade de pois gourmands

Pois gourmands, petits pois, miso, oignons primeurs, aneth, épeautre, vinaigre, jus de citron, moutarde, huile de lin, képhir, poivre de Cayenne, sel

Faire cuire dans un peu de miso les pois gourmands et les petits pois. Les retirer du jus, les mélanger aux oignons coupés en rondelles, à l'aneth et à l'épeautre cuit. Confectionner une sauce avec du vinaigre, du jus de citron, de la moutarde, de l'aneth, de l'huile de lin et un peu de képhir. Relever de sel et de poivre de Cayenne. La verser sur la salade.

Boissons digestes à consommer de temps en temps

Cocktails de vitamines composés de : ananas et papaye ; pamplemousse et banane ; airelle, raisin et ananas ; chou blanc, pomme et carotte ; carotte et brocoli ; chou blanc et céleri ; concombre et persil ; épinard et betterave rouge ; fenouil et poivron.

Egalement boissons mixées telles que yaourt avec kiwi ; babeurre avec banane ou papaye.

Pour étancher la soif au quotidien : eau pure (eau de source, eau minérale), thé vert.

Egalement autorisés, avec modération : café noir, thé noir, bière, vin rouge et vin blanc.

Essayez donc une fois la boisson énergétique et savoureuse du Dr D'Adamo : 1 cuiller à soupe d'huile de lin, 1 cuiller à soupe de granulés de lécithine et 180 à 240 millilitres de jus de fruits. Agiter et boire.

Groupe AB – propositions de menus pour une semaine

Premier jour

Petit déjeuner : café, jus d'abricot, omelette au fromage de brebis

Œufs, lait écrémé, sel, huile d'olive, fromage de brebis

Battre au fouet les œufs avec un peu de lait écrémé et une pincée de sel. Cuire l'omelette dans de l'huile d'olive chaude, saupoudrer de fromage de brebis effrité et rouler l'omelette sur elle-même.

Repas de midi : selle d'agneau à la purée d'ananas

Thym, romarin, marjolaine, gingembre, sauge, tamari (sauce de soja), selle d'agneau, miso, ananas, moutarde, fécule d'arrow-root, fèves, lait écrémé, persil

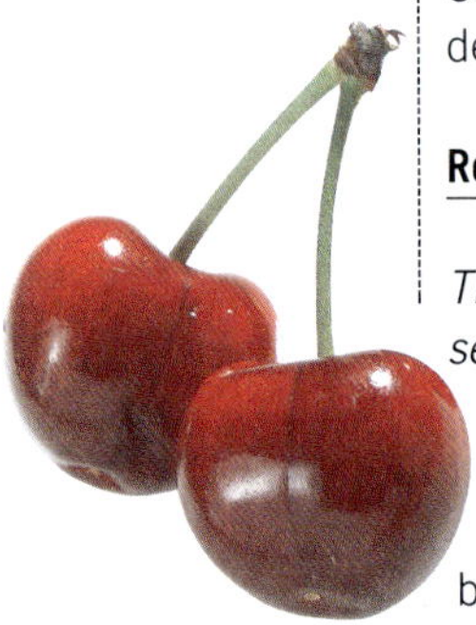

Mélanger les fines herbes finement hachées à un peu de tamari, en badigeonner la viande. Brunir au four préchauffé, ajouter un peu de miso. Arroser la viande de temps en temps avec le jus du rôti. Après cuisson, badigeonner la selle d'agneau avec un mélange de purée d'ananas et de moutarde. Lier le jus du rôti avec de la fécule d'arrow-root. Dans un récipient couvert, cuire à petit feu les fèves avec du lait écrémé. Dresser le tout ensemble et le saupoudrer de persil haché.

Collation : salade de cerises et de pommes à la crème de groseille

Cerises (éventuellement surgelées), pommes, crème aigre, marmelade de groseille, jus de citron

Mélanger les cerises dénoyautées aux morceaux de pomme. Remuer la crème aigre avec un peu de marmelade de groseille et un filet de jus de citron. Verser la crème aigre sur les fruits.

Repas du soir : riz sauvage au céleri et aux cacahuètes

Céleri, cacahuètes, huile d'arachide, riz sauvage, herbes fraîches (persil, cresson de fontaine ou cerfeuil)

Etuver les morceaux de céleri et les cacahuètes dans l'huile d'arachide. Y mélanger le riz sauvage précuit et les herbes, cuire à petit feu dans un récipient couvert.

2e jour

Petit déjeuner : tisane de groseille, jus de pamplemousse, riz au lait et aux cerises

Riz au lait, lait écrémé, sel, sucre, poudre de vanille, crises (éventuellement surgelées), amandes effilées

Cuire le riz dans l'eau de manière à ce qu'il reste croquant, puis le passer. Le faire gonfler dans du lait écrémé. Ajouter une pincée de sel, du sucre et de la vanille en poudre. Dresser avec les cerises chaudes et les amandes effilées.

Repas de midi : ragoût de poisson aux brocolis

Maquereau, carpe, rascasse du Nord (chèvre), sel, poudre de paprika,

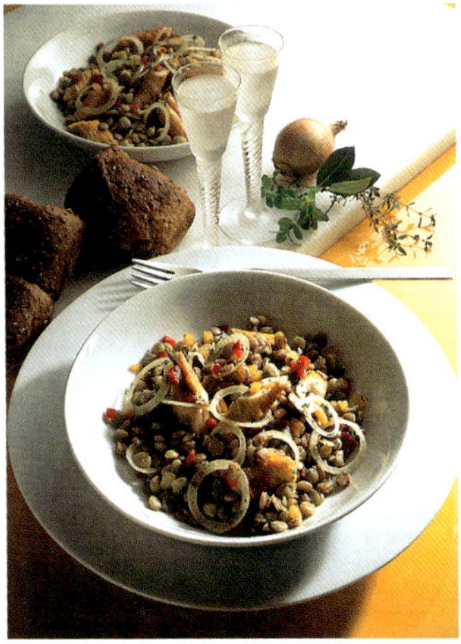

jus de citron, fines herbes (persil, aneth, cerfeuil), oignons, ail, huile d'olive, tomates, brocolis

Couper en dés les filets des poissons, les saupoudrer de sel et de poudre de paprika, les arroser de jus de citron et les laisser mariner. Etuver dans l'huile d'olive les herbes finement coupées, les fragments d'oignon et l'ail haché, ajouter les tomates réduites en purée et les morceaux de poisson. Faire cuire dans un récipient couvert. Dresser avec les brocolis étuvés.

Collation : mozzarella aux tomates

Mozzarella, tomates, sel, basilic, huile d'olive

Dresser sur une assiette les rondelles de tomate et la mozzarella râpée en écailles. Saupoudrer d'une pincée de sel les feuilles de basilic finement écrasées du bout des doigts, arroser d'un peu d'huile d'olive.

Repas du soir : salade de lentilles aux pousses de luzerne

Lentilles, miso, oignons, ail, vin rouge, sucre, pousses de luzerne

Remuer ensemble dans du miso les lentilles cuites mais encore croquantes, les fragments d'oignon, l'ail, le jus des lentilles, un filet de vin rouge et une pincée de sucre. Laisser mariner. Dresser avec les pousses de luzerne.

3e jour

Petit déjeuner : café, jus de carotte, pain de soja à la marmelade

Pain de soja, cottage cheese, marmelade de groseille à maquereau, cacahuètes

Tartiner le pain avec le cottage cheese, garnir d'un soupçon de marmelade de groseille à maquereau et de cacahuètes.

Repas de midi : ragoût de lapin aux haricots verts

Chair de lapin, huile d'olive, romarin frais, feuille de laurier, tamari, vin blanc, tomates, carottes, poireau, miso, crème aigre (ou fromage de soja), persil, haricots verts, oignons, thym

Faire revenir dans l'huile la chair du lapin coupée en dés, ajouter les herbes finement coupées, assaisonner de tamari et refroidir avec un peu de vin blanc. Ajouter les morceaux de tomates pelées, les carottes coupées en rondelles et les morceaux de poireau, compléter avec du miso. Cuire au four préchauffé. Lier avec une sauce aigre et garnir de persil. Faire cuire dans un peu d'huile d'olive les haricots, les oignons et le thym, de manière qu'ils restent un peu croquants.

Le tamari est un condiment quasiment universel, composé d'eau, de sel de mer et de graines de soja

Collation : poires à la crème au chocolat

Chocolat, cannelle, glace au yaourt, poires, amandes effilées

Faire fondre le chocolat avec un peu d'eau chaude et de cannelle dans une petite casserole. Mélanger la masse chaude avec la glace au yaourt de manière à obtenir un produit crémeux. Verser sur la poire épluchée et coupée en deux. Garnir d'amandes effilées.

Repas du soir : gratin d'aubergines

Aubergines, sel, farine d'avoine, huile d'olive, emmenthal, tomates, pignons de pin

Couper en tranches les aubergines épluchées, les saler légèrement puis les retourner dans la farine d'avoine et les faire revenir des deux côtés dans l'huile d'olive. Placer les tranches dans un plat allant au four. Mélanger ensemble l'emmenthal râpé avec les tomates réduites en purée et un filet d'huile. Recouvrir les aubergines de cette masse et passer au four. Saupoudrer de pignons de pin.

4e jour

Petit déjeuner : thé vert, eau citronnée, muesli de flocons de céréales à l'ananas et aux figues

Flocons de céréales (millet, avoine, amarante ou autre céréale), ananas, figues fraîches ou séchées (non soufrées), yaourt, sirop d'érable, noix hachées

L'amarante est une céréale originaire d'Amérique centrale. Elle contient plus de protéines de grande valeur biologique que le blé

Mélanger les flocons de céréales avec les morceaux de fruits et le yaourt, relever de sirop d'érable et saupoudrer les noix hachées.

Repas de midi : dinde à la crème aux herbes

Tofu (fromage de soja), farine de blé complet, huile d'olive, échalotes, ail, tomates, miso, crème aigre, persil, ciboulette, tamari (sauce de soja), chair de dinde

Couper en dés le tofu égoutté, le saupoudrer d'un peu de farine. Le faire revenir dans l'huile d'olive, ajouter les échalotes finement coupées et l'ail haché. Verser par-dessus les tomates réduites en purée avec un peu de miso, faire cuire à feu très doux. Relever avec la crème aigre, les fines herbes et le tamari. Dresser la dinde avec la crème et servir.

Collation : galettes de riz à la compote de cerise

Cerises, vin rouge, sucre, cannelle, clous de girofle, galettes de riz

Porter à ébullition les cerises dénoyautées dans de l'eau additionnée d'un filet de vin rouge, de sucre, de cannelle et de clous de girofle, laisser refroidir. Dresser avec les galettes de riz.

Repas du soir : soupe aux escargots avec toast au fromage

Oignons, carottes, huile d'olive, escargots (surgelés), miso, farine de blé complet, yaourt, ail, persil, toast, emmenthal

Faire revenir légèrement dans l'huile les morceaux d'oignons et de carottes, ajouter les escargots, bien étuver. Verser un peu de miso et poursuivre la cuisson. Saupoudrer de farine et étendre d'eau. Laisser cuire la soupe jusqu'à ce que les morceaux de carotte soient tendres. Ajouter en remuant le yaourt, l'ail écrasé et le persil coupé menu. Saupoudrer d'emmenthal râpé le pain à toast et le passer brièvement au four.

5e jour

Petit déjeuner : tisane de cynorrhodon, jus de papaye, pain de riz complet avec purée d'amande

Purée d'amande, tofu (fromage de soja), pain de riz complet

Mélanger la purée d'amande au tofu et en tartiner le pain.

Repas de midi : rascasse du Nord (chèvre) avec concombres à l'étouffée dans une crème à l'aneth

Oignons, ail, huile d'olive, filet de rascasse, sel, citron, concombres, tamari (sauce de soja), crème aigre, moutarde, aneth

Faire fondre à l'étuvée, dans de l'huile d'olive, les fragments d'oignon et l'ail haché. Ajouter les morceaux de poisson légèrement salés et les rondelles de citron pelées, couvrir d'eau et laisser cuire en récipient fermé. Etuver dans l'huile d'olive les morceaux de concombre de manière qu'ils restent croquants. Y ajouter une sauce faite de tamari, de crème aigre, de moutarde et d'aneth finement coupé. Dresser le tout ensemble.

Collation : crêpe aux prunes

Œufs, farine de blé complet, sel, lait écrémé, prunes, huile d'olive, sucre, cannelle

Mélanger ensemble, pour obtenir une pâte crémeuse, les œufs, la farine, le sel, le lait et les prunes dénoyautées coupées menu. Cuire à la poêle dans de l'huile d'olive chaude. Saupoudrer de sucre et de cannelle.

Repas du soir : salade de choux-fleurs aux noix

Chou-fleur, miso, tofu (fromage de soja), persil, huile de lin, raifort, jus de citron, noix hachées

Faire cuire le chou-fleur dans du miso, de manière qu'il soit encore croquant. Mélanger le tofu, le persil finement haché, l'huile de lin, le raifort et le jus de citron. Verser l'assaisonnement sur le chou-fleur et laisser mariner la salade. Garnir de noix hachées.

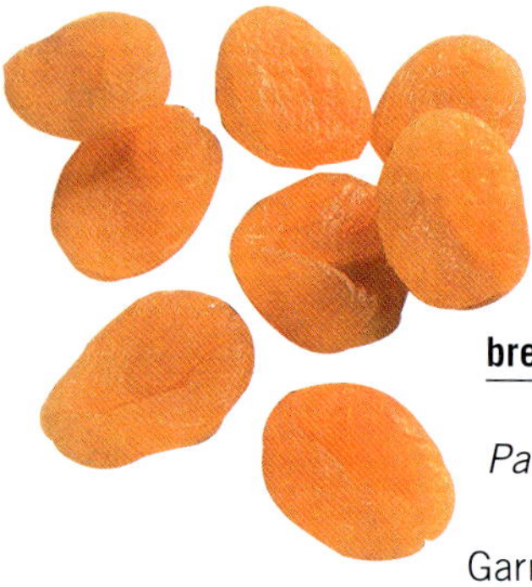

6e jour

Petit déjeuner : café, jus de raisin, pain de blé germé avec concombres et fromage de chèvre

Pain de blé germé, concombres, fromage de chèvre, ciboulette

Garnir le pain de rondelles de concombre et de fromage de chèvre râpé en écailles, saupoudrer de ciboulette finement coupée.

Repas de midi : potée de légumes variés à l'épeautre

Oignons, huile d'olive, poireau, concombre, pomme, épeautre, tomates, tamari (sauce de soja), persil

Faire fondre à l'étuvée les fragments d'oignons dans l'huile d'olive. Couper menu les légumes et la pomme, les étuver également. Verser de l'eau et saupoudrer l'épeautre prêt à l'emploi (maison de régime). Cuire à feu doux. Ajouter les tomates coupées en dés, faire cuire le tout brièvement. Relever de tamari et garnir de persil grossièrement haché.

Collation : képhir aux fruits

Kiwis, abricots, képhir (ou fromage de soja), riz soufflé

Couper menu les kiwis épluchés et les abricots trempés, les mélanger au képhir (ou au fromage de soja). Saupoudrer de riz soufflé.

Repas du soir : salade d'ananas et de thon

Riz naturel, thon (en boîte), petits pois (surgelés), ananas, jus de citron, sel, sucre, cresson

Mélanger le riz cuit avec le thon et les petits pois, ajouter avec précaution les petits morceaux d'ananas. Relever avec le jus de citron, le sel, le sucre et garnir de cresson.

7e jour

Petit déjeuner : thé vert, jus de persil, pain de germes de blé à la compote de quetsches

Compote de quetsches, pain de germes de blé, pignons de pin

Repas de midi : croquettes de flocons d'avoine avec fromage blanc aux herbes

Flocons d'avoine, oignons, ciboulette, algues, œufs, farine d'avoine, huile d'olive

Bien mélanger ensemble les flocons d'avoine trempés et gonflés avec les fragments d'oignon, la ciboulette coupée menu, les algues et les œufs battus. Confectionner avec cette pâte des croquettes, que l'on roulera dans la farine d'avoine et que l'on fera frire dans l'huile d'olive chaude. Servir avec du fromage blanc aux herbes.

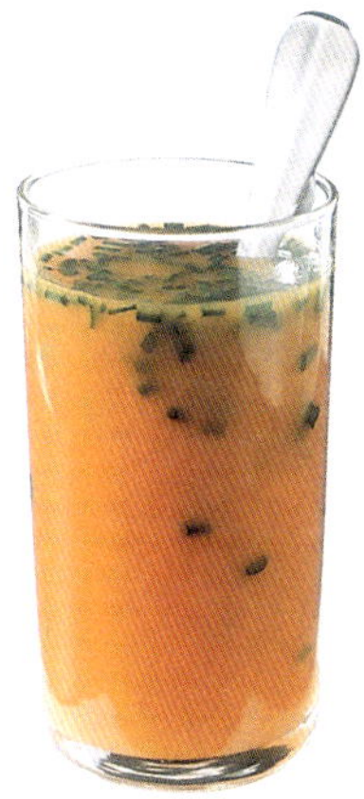

Collation : cocktail de légumes piquant

Carottes, concombres, céleri, persil, pamplemousse, eau minérale, sel

Couper menu les ingrédients et passer le tout au mixer.

Repas du soir : tofu frit aux olives vertes

Tofu (fromage de soja), sauce de soja, œuf, ail, amandes effilées, huile d'olive, olives vertes

Asperger les tranches de tofu avec de la sauce de soja. Mélanger l'œuf à l'ail haché. Y tremper le tofu puis le presser sur un lit d'amandes effilées. Faire frire le tofu ainsi préparé dans de l'huile d'olive jusqu'à obtention d'une couleur jaune doré. Assaisonner avec des olives vertes.

Boissons digestes à consommer de temps en temps

Cocktails de vitamines ainsi composés : ananas et kiwi ; airelles et raisin ; pamplemousses et cerises ; pomme et betterave rouge ; carotte et patate douce ; céleri, persil et concombre ; chou blanc, épinard et carotte ; tomate et ail. Egalement boissons mixées avec du lait écrémé ou du lait de soja, par exemple lait de framboise fait avec des framboises surgelées, lait et miel.

Pour étancher la soif au quotidien : eau pure (eau minérale, eau de source) avec du citron, notamment à jeun avant le petit déjeuner.

Egalement autorisés, avec modération : café, bière, vin rouge et vin blanc.

Quand d'autres personnes partagent votre repas

Quand vous avez à votre table des gourmets de groupes sanguins différents, point n'est besoin de frire pour chacun une saucisse particulière. Le régime fondé sur le groupe sanguin est si facile à varier qu'un repas sain et savoureux peut être préparé en un clin d'œil pour chaque personne.

La manière la plus simple : vous composez vos menus gourmands de manière que chaque convive puisse choisir les garnitures qui sont pour lui les plus digestes. Un exemple :

Saumon cuit à l'étouffée, salade verte à la viande de dinde et aux figues, pain de blé germé, patates douces (pas pour le groupe A), topinambours (pas pour le groupe B ni pour le groupe AB), jus d'ananas.

Chacun peut se servir ici ; simplement, les convives du groupe A délaisseront les patates douces pour se tourner vers les topinambours. Les artichauts de Jérusalem, comme s'appelle encore cette plante à tubercules, ne sont pas à recommander, en revanche, aux personnes des groupes B et AB.

La voie alternative : vous variez dès la préparation des mets, proportionnellement, les ingrédients. Un exemple :

Crudité de céleri avec ananas et poires.

Mélanger les morceaux d'ananas et de poire avec les branches de céleri et les oignons primeurs coupés menu. Pour les convives des groupes O et A, vous préparez une garniture de tofu ; pour ceux des groupes B et AB, la crudité est mélangée à du yaourt.

Le meilleur moyen : vous choisissez exclusivement pour les repas les denrées qui sont expressément recommandées aux différents groupes sanguins – donc celles qui sont listées dans la catégorie « bénéfique » – et vous ajoutez selon les besoins des garnitures de la catégorie « neutre ». Quelques exemples :

Quand d'autres personnes partagent votre repas

O + A *perche, chou-rave, romaine, graines de courge, jus de pruneau, tisane d'aubier d'orme*

O + B *gibier (cerf/chevreuil), panais, persil, jus d'ananas, menthe poivrée*

O + AB *mouton, patates douces, haricots cocos, curry, figues, jus de cerise, tisane de cynorrhodon*

A + B *truite saumonée, carottes, galettes de riz, airelles, jus d'ananas, tisane de ginseng*

A + AB *saumon, escargots, graines de soja, pousses de luzerne, pamplemousse, tisane de camomille*

B + AB *lapin, betteraves rouges, aubergines, raisins, jus de chou, tisane de réglisse*

O + A + B + AB *cabillaud, brocolis, pain de blé germé, gingembre, quetsches, eau minérale*

Pour vous faciliter les combinaisons, nous vous donnons p. 72-73 un aperçu des denrées bénéfiques de A à Z – avec les groupes sanguins correspondants.

La voie la plus rapide : vous notez seulement les denrées alimentaires que tous les convives devraient éviter pareillement, et vous combinez les autres denrées selon votre plaisir et votre humeur. Cependant, cette méthode d'exclusion n'est pas idéale sur le long terme car il peut s'y trouver trop d'aliments neutres et trop peu d'aliments bénéfiques.

Découvrez par vous-même de quelle manière vous composerez au mieux vos menus selon le groupe sanguin. Vous trouverez très vite le truc.

Mais il y a une chose que vous devriez toujours avoir à cœur si vous voulez vraiment intégrer le régime alimentaire fondé sur le groupe sanguin, au sens le plus authentique du terme : consommer des portions plus petites et plus fréquentes des mets recommandés afin qu'une quantité maximale de précieux nutriments passe régulièrement dans votre sang.

L'auteur :

Anita Hessmann-Kosaris vit et travaille près de Francfort-sur-le-Main comme journaliste spécialisée indépendante, auteur de livres et praticienne de médecines naturelles. Elle a écrit de nombreux livres et articles sur les questions de santé. Son guide *Comprendre les tests de laboratoire et les examens médicaux* a paru aux éditions Mosaik.

Remarque :

Crédits photos :

AKG : 12 – Bavaria/VCL : 3 (en haut), 21 – Freundin/Chevalier : 68 – Goldsam Ernährungsstudio : 32 – IFA/Diaf : 47 ; -/Welsh :7 – Jump/Lenz : 23 ; -/Vey : 10 – Mosaik : 96 ; -/Brauner : 3 (en bas), 48, 81, 83, 84, 87, 100, 109 ; -/Feuz : 26, 39 ; -/Goldmann : 2 (en haut), 62 ; -/Piepenstock : 94 ; -/Schinharl : 78 ; -/Teubner : 2 (en bas), 28, 37, 41, 51, 54, 58, 98, 102, 104, 108 ; -/Ziegler : 71 – StockFood/Eising : 25, 89 ; -/Hausch : 77 ; -/Maximilian Stock LTD : 18 ; -/Rosenfeld : 92 – T. Stone/Correz :5 ; -/Monikas : 90 – Superbild E. Bach/B.S.I.P. : 16.

Titre original : *Die Blutgruppen – Diät – Das bahnbrechende Ernährungsprogramm für Vitalität, Wohlbefinden und eine schlanke Figur.*

ISBN : 2-84445-256-6